· 大国医用药心法丛书 ·

张璐

用人参

李成文　刘桂荣◎总主编
胡方林　杨艳红◎主编

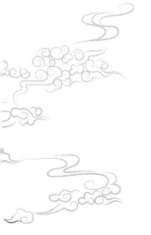

U0206183

中国健康传媒集团
中国医药科技出版社

内容提要

本书作者在长期研读清代名医张璐著作的基础上，对其临证应用人参的理、法、方、药、医案等进行了全面梳理，分类归纳，并总结药性功效、配伍规律，汇录方剂，纂而成书。相信通过本书的学习，读者将会对张璐应用人参的临证心法有全面的掌握。

图书在版编目（CIP）数据

张璐用人参/胡方林，杨艳红主编 .—北京：中国医药科技出版社，2022.5

（大国医用药心法丛书）

ISBN 978 - 7 - 5214 - 3049 - 3

Ⅰ.①张… Ⅱ.①胡… ②杨… Ⅲ.①人参 – 中药疗法 Ⅳ.①R282.71

中国版本图书馆 CIP 数据核字（2022）第 017842 号

美术编辑　陈君杞
版式设计　友全图文

出版　**中国健康传媒集团**｜中国医药科技出版社
地址　北京市海淀区文慧园北路甲 22 号
邮编　100082
电话　发行：010 - 62227427　邮购：010 - 62236938
网址　www. cmstp. com
规格　880 × 1230mm $^1/_{32}$
印张　6 $^3/_8$
字数　171 千字
版次　2022 年 5 月第 1 版
印次　2022 年 5 月第 1 次印刷
印刷　三河市万龙印装有限公司
经销　全国各地新华书店
书号　ISBN 978 - 7 - 5214 - 3049 - 3
定价　**29.00 元**

获取新书信息、投稿、为图书纠错，请扫码联系我们。

《大国医用药心法丛书》

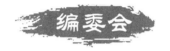

编委会

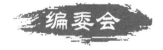

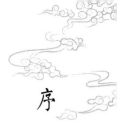

序

　　中医药是中华民族优秀文化的瑰宝，千年来赓续不绝，不断发扬光大，一直护佑着中国人民的健康，庇佑中华民族生生不息，并在世界范围内产生着越来越大的影响力和吸引力。中医药在数千年的发展中，涌现出众多的医家。正是这一代代苍生大医，使得中医药学世代传承，汇成了川流不息的文化长河，为中华民族的繁衍和百姓的健康提供了保障，功不可没。历史长河中的名家圣手，穷尽一生的努力，留下了毕生心血实践的理论及光辉的著作，不仅是中华民族更是全人类的宝贵财富。以四大经典为代表的典籍为中医理论体系奠定了基础，历代医家不断研究和阐发，使之不断充实、提高、发展。他们以继承不泥古、发扬不离宗的精神繁荣着中医学。当前，中医药发展虽然面临"天时、地利、人和"的大好局面，但我们对于中医理论的系统学习和创新研究还很迟缓，远未满足中医药事业发展的需要，以及社会进步和人民群众的需求。如何按照中医药自身发展的规律来加快理论创新，促进学术进步，是我们这一代中医学者面临的艰巨任务。历代前贤已经积累了丰富而实用的学术理论和实践经验，并形成了独到的临床诊疗技艺，但却还没有得到很好的传承，继承不足，创新也就缺乏动力，制约着中医药事业的持续健康发展。

　　幸运的是，我们党和政府高度重视中医药工作，特别是党的十八大以来，以习近平同志为核心的党中央把中医药工作摆在更加突出的位置，出台了一系列推进中医药事业发展的重要政策和措施，中医药改革发展取得显著成绩。在抗击新冠肺炎疫情过程中，中医药的应用取得了令人信服的成效，中医药方案具有独特性、可及性、社会性、安全性、经济性、多样性六大优势，获得了社会各界的普遍认可。古老的中医药历久弥新，正在被越来越多的人所接受。

《"健康中国2030"规划纲要》提出，实施中医药传承创新工程，重视中医药经典医籍研读及挖掘，全面系统继承历代各家学术理论、流派及学说，不断弘扬当代名老中医药专家学术思想和临床诊疗经验，挖掘民间诊疗技术和方药，推进中医药文化传承与发展。这也是本丛书策划出版的初心和宗旨。

本丛书精选了自金元时期至清代共10位杰出医家，系统整理了他们独特的方药应用和临证经验。这些医家皆为应用方药具有代表性或学术特色突出的医家，论治疾病经验丰富，常于平淡之中见神奇，论述平实且切合临床实际；其所记录医案众多而真实，其治法方药均可师可法，治疗思路颇具启发性。

本次整理研究，是在反复阅读原著、把握全局的基础上，对医家的学术经验进行了全面探讨，尽量反映其临证思维方法，还原其用药思路、方法和规律。全书收罗广博、条分缕析，详略适中，有利于读者掌握医家应用方药的原理及临床运用规律，以适应当前临床实际的需要。

丛书内容完全出自医家原著，最大限度地反映医家本人的经验论述，不添加任何现代人的观点和评价，希望读者读来能有原汁原味、酣畅淋漓的感觉。另外，凡入药成分涉及国家禁猎和保护动物的（如犀角、虎骨等），为保持古籍原貌，原则上不改。但在临床运用时，应使用相关替代品。

本丛书的参编涉及全国多所高等中医院校及医疗机构的多位专家、学者。全体作者历时5年，怀着对中医药事业的赤子之心，在中医药传承道路上，默默奉献，以实际行动切实履行了"继承好、发展好、利用好"中医药学术的重大使命。

希望丛书能成为中医药院校在校学生和中医、中西医结合医生的良师益友，成为医疗、教学、科研机构及各图书馆的永久珍藏。

由于种种原因，丛书难免有疏漏之处，敬请读者不吝批评指正，以利于本书修订和完善。

在此衷心感谢中国医药科技出版社的大力支持！

丛书编委会
2021年9月

　　张璐，字路玉，号石顽老人，江南长洲（今江苏苏州）人，清初三大名医之一。其于弱冠之年，弃儒从医，励志岐黄六十余载，治验颇丰。张氏一生治学严谨，能够撷采众家，参以己意，验之于临床，多有创新和卓识。张璐的主要著作包括《张氏医通》十六卷、《本经逢原》四卷、《伤寒缵论》二卷、《伤寒绪论》二卷、《伤寒舌鉴》一卷、《伤寒兼证析义》一卷和《诊宗三昧》一卷，为其一生经验成果之总结，对后世临床有重要的参考价值。

　　本书是作者在长期研读张璐经典著作的基础上，对张璐临证应用人参的理、法、方、药、医案等进行全面的梳理，分类归纳，总结药性功效，配伍规律，汇录方剂，纂集而成。本书涵盖内、外、妇、儿、五官各科疾病。具体内容如下：

　　1. 药效用法，包括人参的性味、功效、主治、用法、禁忌等。

　　2. 人参用方分为组成、用法、主治、加减、方论及临床运用等。方论涵盖经论、病机阐发、辨证思路、方义分析、用药心得、药药配伍、药方配伍、药药鉴别、方方鉴别、证证鉴别、前人用药得失评价等。

　　3. 人参临证验案汇集张璐医学著作中大部分应用人参的医案，包括张氏所治医案以及张氏摘录历代名医应用人参的医案。张璐用人参医案按内科、妇科分类。我们只对原文归纳综合，并标明出处，不妄评其内容，使其能尽量原汁原味地反映张璐临证应用人参的心得。

4. 对于必须要说明的的问题，采用加编者注的形式用括号标注。

5. 需要注意的是，凡涉及国家禁猎和保护动物的中药（如犀角、虎骨、穿山甲等），以及古代剂量单位，为保持书籍原貌，原则上不改，读者在临床运用时，应使用相关代用品，或折算为现代常用剂量。

本书系统总结了张璐应用人参的临证经验与心得，希望对进一步挖掘中医学宝库、提高临床疗效、发扬光大中医学有所助益。鉴于编者水平所限，不足之处在所难免，恳请广大读者提出高贵意见。

编者
2021 年 9 月

第四节　补益心气

第一章 药效用法

第一节 药性功效

一、药性

人参_{古作薓}甘苦微温，无毒。

【发明】人参甘温，气薄味厚，阳中微阴。（《本经逢原·卷一·山草部》）

二、功效

《本经》：补五脏，安精神，定魂魄，止惊悸，除邪气，明目开心益智，久服轻身延年。

【发明】能补肺中元气，肺气旺，四脏之气皆旺，精自生而形自盛，肺主诸气故也。

《本经》言，安五脏，定魂魄，止惊悸，明目开心益智者，以脏气安和，心神宁定，当无惊悸昏昧之虑矣。其除邪气者，以甘温之力协诸表药，助胃祛邪。譬诸坐有君子，则小人无容身之地矣。缪子《经疏》云：人参论其功能之广，如《本经》所说，信非虚语，第其性亦有所不宜。世之录其长者，或遗其短，摘其瑕者，并弃其瑜，是以或当用而后时，或非宜而罔投，或蒙其利反见其害，二者之误，其失则一，使良药不见信于世。粗工互腾其口说，岂知人参本补五脏真阳之气者也。若夫虚赢尪怯，劳役饥饱所伤，努力失血以致阳气短乏，陷入阴分，发热倦怠，四肢无力；或中暑伤气，气无以动；或呕吐泄泻，霍乱转筋，胃弱不食，脾虚不磨；或真阳衰少，肾气乏绝，阳道不举；或中风失音，产后气喘，小儿慢惊，痘后气虚，溃疡长肉等证，投之靡不立效。（《本经逢原·卷一·山草部》）

东垣云：人参甘温，补肺气，肺气旺，则四脏之气皆旺，精自生而形自盛也。

白飞霞云：人参多服，回元气于无何有之乡。凡病后气虚及肺虚喘嗽者，并宜用之。人参补气，功载本草，人所共知。（《张氏医通·卷二·诸伤门》）

时珍云：人参甘苦而温，其体重实，专补脾胃元气，因而益肺与肾，故内伤元气者宜之。（《本经逢原·卷一·山草部》）

第二节　临床应用

1. 热病气虚津伤口渴及消渴证

古人血脱益气，盖血不自生，须得补阳气之药乃生，阳生则阴长，血乃旺耳。若单用补血药，血无由而生也。《素问》言：无阳则阴无以生，无阴则阳无以化。故补气必用人参，补血须兼用之。

仲景言：病患汗后，身热亡血，脉沉迟，下利，身凉，脉微血虚，并加人参。盖有形之血，未能即生，希微之气，所当急固，无形生有形也。丹溪言：虚火可补，参、芪之属；实火可泻，芩、连之属。后世不察，概谓人参补火，谬矣。夫火与元气势不两立，正气胜则邪气退。人参既补元气又补邪火，是反复之小人矣，又何与甘草、茯苓、白术为四君子耶。（《本经逢原·卷一·山草部》）

2. 肺脾心肾气虚证

凡人面白、面黄、面青黧悴者，皆脾、肺、肾气不足，可用也。脉浮而芤濡虚大，迟缓无力，沉而迟涩，弦细微弱，结代或右手关部无力，皆可用也。若肾虚气短喘促者，必用也。

若自汗恶寒而嗽者，必用也。若肺虚火旺，气短自汗者，必用也。若里虚吐利，及久病胃弱，虚痛喜按者，必用也。

若右手虚大而嗽者，虽有火邪，此为虚火上炎，肾水不足，乃刑金之火，非肺金之火，正当以人参救肺，但须多用方始得力，若少用必增胀满。（《本经逢原·卷一·山草部》）

王好古谓肺热还伤肺，王节斋谓虚劳服参、芪必死，以故天下皆称有毒如蝎，殊不知肺家本有火，右寸大而有力。东垣所谓郁热在肺者，诚当勿用，若肺虚而虚火乘之，肺方被难，非人参何以救之？古方治肺寒以温肺汤，肺热以清肺汤，中满以分消汤，血虚以养营汤，皆用人参。自《内经》以至诸贤，谆谆言之，以气药有生血之功，血药无益气之理，可谓深切着明，人亦奈何不悟耶?!（《张氏医通·卷二·诸伤门》）

3. 元气不足及元气虚脱之证

若自汗气短，肢寒脉虚者，必用也。古今治劳，莫过于葛可久，其独参汤、保真汤未尝废人参而不用。

喻嘉言曰：伤寒有宜用人参入药者，发汗时元气大旺，外邪乘势而出。若元气素弱之人，药虽外行，气从中馁，轻者半出不出，留连致困，重者随元气缩入，发热无休，所以虚弱之人必用。人参入表药中，使药得力，一涌而出，全非补养之意。即和解药中，有人参之大力居间，外邪遇正，自不争而退舍，亦非偏补一边之意。而不知者，谓伤寒无补，邪得补弥炽，断不敢用。而市井愚夫乃交口劝病患不宜服参，医者又避嫌远谤，一切可生之机悉置之不理，殊失《本经》除邪气之旨矣。古今诸方表汗用参苏饮、败毒散，和解用小柴胡，解热用白虎加人参汤、竹叶石膏汤，攻下用黄龙汤，领人参深入驱邪，即热退神清。从仲景至今，明贤方书无不用人参，何为今日医家屏绝不用，以阿谀求容，全失一脉相传宗旨。殊不知误用人参杀人者，皆是与黄芪、白术、干姜、当归、肉桂、附子同行温补之误所致；不与羌、独、柴、前、芎、半、枳、桔等同行汗和之法所致也。安得视人参为砒鸩刀刃，固执不用耶？

若气虚顶陷，色白皮薄，泄泻浆清，必用也。故《博爱心鉴》治痘以保元汤为要药。人参得升麻，补上焦之气，泻中州之火；得茯苓，补下焦之气，泻肾中之火。（《本经逢原·卷一·山草部》）

第三节 使用注意

（人参）产高丽者良，反藜芦，畏卤盐，阴虚火炎，咳嗽喘逆者，青盐制之。（《本经逢原·卷一·山草部》）

东垣交泰丸用人参、皂荚，是恶而不恶也。

治月闭用四物加人参、五灵脂，是畏而不畏也。

痰在胸膈，以人参、藜芦同用，而取涌越，是激其怒性也。惟右手独见脉实者，为肺经本有火，故不宜用。

惟不利于肺家有热，咳嗽吐痰，吐血衄血，骨蒸劳瘵，阴虚火动之候。盖肺者，清肃之脏，真气无亏，则宁谧清净，以受生气之熏蒸，而朝百脉，苟纵恣情欲，亏损真阴，火空则发。热起于下，火烁乎上，则肺先受之，火乃肺之贼邪，邪气胜则实，实则肺热郁结，为痰嗽痒，而血热妄行，溢出上窍。王好古所谓肺热还伤肺是也。若误投之，鲜克免者，此皆实实之误，于人参何咎哉。

东垣谓久病郁热在肺勿用者，乃火郁于内，宜发不宜补也。（凡人）面赤、面黑者，气壮神强，不可用也。若弦强紧实，滑数洪盛，长大有力，或右手独见脉实，皆火郁内实，不可用也。仲景谓肺寒而嗽勿用者，寒束热邪壅滞在肺之嗽也。丹溪言诸痛不可骤用者，乃邪气方锐，宜散不宜补也。洁古谓喘嗽勿用者，痰实气壅之喘也；节斋谓阴虚火旺吐血勿用者，乃血虚火亢，能食脉强，服人参则阳愈旺，阴愈消，未有不引血大脱也。惟麻疹初发，身发热而斑点未形，伤寒始作，证未定而热邪方炽，不可用耳。又痘疹不宜轻用人参者，青干紫黑陷，血热毒盛也。（《本经逢原·卷一·山草部》）

第四节 鉴别用法

产山西太行山者，名上党人参，虽无甘温峻补之功，却有甘平清肺之力，亦不似沙参之性寒专泄肺气也。

参芦能耗气，专入吐剂，涌虚人膈上清饮宜之，盐哮用参芦涌吐最妙。参芦涌吐，参须下泄，与当归、紫菀之头止血、身和血、尾破血之意不殊。

参须价廉，贫乏之人往往用之，其治胃虚呕逆、咳嗽失血等证，亦能获效，以其性专下行也。若治久痢滑精、崩中下血之证，每致增剧，以其味苦降泄也。其芦世罕知用，惟江右人称为竹节参。近日吾吴亦有用之者，其治泻利脓血、崩带、精滑等证，俱无妨碍。如气虚火炎，喘呕嗽血，误用转剧。昔人用以涌吐者，取其性升而于补中寓泻也，此义前人未发，因屡验而笔之。（《本经逢原·卷一·山草部》）

第二章

人参用方

第一节　大补元气

独参汤

【组成】人参三钱至一两，大虚暴脱者，一两至三两。

【主治】气虚不能统血，骤然脱血，血崩不止。

【加减】胃虚少食，加橘皮；肺虚喘嗽，加橘红；血脱，加童便半杯，姜汁三匕。一方，多京枣三枚。（《张氏医通·卷十六·祖方》）

【临床运用】复有阴阳两虚，真元下衰，湿热上盛者，若乘于内，则不时喘满眩晕；溢于外，则肢体疼重麻瞀。见此即当从下真寒上假热例治之，否则防有类中之虞。即如痰厥昏仆，舌强语涩，或口角流涎，或口眼㖞斜，或半肢倾废，非内热招风之患乎？历观昔人治法，惟守真地黄饮子多加竹沥、姜汁，送下黑锡丹，差堪对证，服后半日许，乘其气息稍平，急进大剂人参入竹沥、姜汁、童便，晬时中，分三次服之。喘满多汗者，生脉散以收摄之。若过此时，药力不逮，火气复升。（《张氏医通·卷二·诸伤门》）

丹方，治噎膈反胃，用虎酥炙为末，每服二钱，独参汤送下……若胃中寒痰，不能纳食者，狗宝为末，每服五七分至一钱，陈酒服之。以上三方，轻者一服，重者三服，剧者不过七服，后以理中、四君、八味等调之。

反胃倦怠无力，垂死者，以人参一二两浓煎，加姜汁顿服；属寒者，加桂附少许。

有阳虚不能统运，呕逆便秘，用人参、大黄、附子攻之即通；然真气竭者，终不可救。

又方，用陈香橼一枚，去瓤，入生姜汁拌生附子末一两，外以姜滓，湿纸裹煨，透焙燥为末，每服五七分至一钱，浓煎独参汤服之，此孙兆变法也。（《张氏医通·卷四·诸呕逆门》）

（癫狂）若日久为汤药所汩，神出舍空，非大剂独参加姜汁、竹沥填补其神，不能克应。（《张氏医通·卷六·诸风门》）

反胃初愈，切不可与粥饮，每日与独参汤，少加炒陈米，不时煎服，旬日后方可小试稀糜，往往即食饭者，多致复病而危。（《张氏医通·卷四·诸呕逆门》）

小便不利，审是气虚，独参汤少加广皮如神。（《张氏医通·卷七·大小腑门》）

少气者，气少不足以言也。经曰：怯然少气者，是水道不行，形气消索也。又云：言而微，终日乃复言者，此夺气也。又云：气虚者，言无常也。又云：脾脉搏坚而长，其色黄，当病少气，其治法不离独参汤、生脉散、保元汤、异功散之类。（《张氏医通·卷四·诸气门下》）

少气者，气少不足以言也。经曰：怯然少气者，是水道不行，形气消索也。又云：言而微，终日乃复言者，此夺气也。又云：气虚者，言无常也。又云：脾脉搏坚而长，其色黄，当病少气，其治法不离独参汤、生脉散、保元汤、异功散之类。（《张氏医通·卷四·诸气门下》）

吐血，脉以微细为顺，洪大为逆，血若暴涌如潮，喉中不止，脉见虚大，此火势未敛，不可便与汤药，急以热童便，或藕汁灌之，俟半日许，脉势稍缓，可进调养之剂。倘寸关虽弱而尺中微弦，为阴虚，以防午后阴火上升，上午宜服独参、保元以统其血，午后与六味丸加童便、牛膝以济其阴。服后脉渐调和，饮食渐进，肢体轻捷，面色不赤，足膝不冷，身不灼热，额无冷汗，溲便如

常，虽有紫黑血块，时欲略出而无鲜血上行，方许可治。（《张氏医通·卷五·诸血门》）

脱血用大剂人参益气以固血，惟血色鲜明或略兼紫块者宜之。若见晦淡者为血寒而不得归经，须兼炮黑干姜，或大剂理中温之。尺部脉弦，大剂生料六味加肉桂引之，亦有用肉桂为末，和独参汤服者。（《张氏医通·卷五·诸血门》）

积劳吐血者，血病之余吐血者，吐血多而久不止者，并宜独参汤主之。（《张氏医通·卷二·诸伤门》）

若数日不已而腹痛后重转甚者，必须参、术、升、柴兼补而升之。久痢噤口不食，此胃气告匮，最为危候。较之初起口噤，尚有浊气可破，积沫可驱，迥乎不同，非大剂参、术，佐以茯苓、甘草、藿香、木香、煨葛根之属，大补胃气，兼行津液，不能开之。但得胃气一转，饮食稍进，便宜独参汤略加橘皮或制香附，缓缓调补，兼疏滞气，最为合剂。（《张氏医通·卷七·大小腑门》）

东垣云：酒者，大热有毒，气味俱阳，乃无形之物也。若伤之，止当发散，汗出则愈。其次莫如利小便，使上下分消其湿。今之病酒者，或以雄黄、巴豆、蝎梢大热之药下之，或用牵牛、大黄、甘遂大寒之药下之，是无形元气受病，反下有形阴血，则真水愈弱，阳毒太旺，反增阴火，是以元气消烁，折人长命。患此者，不得已用葛花解酲汤，或五苓散加人参、草豆蔻。伤酒食积发热者，曲糵丸。腹满虚胀，合塌气丸；不应，神保丸、酒癥丸，并加酒炒黄连。胃气虚者，上法俱不可用，唯独参汤助其胃气立苏，神验。（《张氏医通·卷二·诸伤门》）

其治药蛊之病，当屏绝一切苦寒降泄、辛热升发、气味浓烈之药，只宜小剂参、芪，甘温养胃之品，庶为合宜，如独参、保元之类，以图阳生阴长之功。若虚火僭逆，稍加秋石以引参、芪之力入于阴分，为止逆下气之首药，无寒凉伤胃、夺食作泻之虞。（《张氏医通·卷九·杂门》）

（溃疡）脓血过多，烦躁不安，乃亡阳也，急用独参汤尤当。（《张氏医通·卷九·疮疡门》）

（疮疡 疮口出血）大凡失血过多而见烦热发渴等证，勿论其脉，不问其证，急用独参汤以补其气。经云：血生于气，苟非参、芪、归、术甘温之药，决不能愈，若发热脉大者多不治。（《张氏医通·卷九·疮疡门》）

东垣论崩漏并不言热，其主在寒，即使有热证，亦是虚热，若以寒药治之，即瘀血愈凝结，经血愈不止矣，四物加炮姜调理；因劳者，用参、芪带升补药。

（崩漏）若大脱血后，毋以脉诊，急用独参汤加当归救之。其发热潮热，咳嗽脉数，乃是元气虚弱，假热之脉也，尤当加用人参。此等证候，无不由脾胃先损而患，故脉洪大。察其中有胃气，受补可救，误投寒凉之药，复伤脾胃生气，使血反不归源也。

宗奭曰：烧灰主妇人血崩，大便下血，血痢虚人，独参、保元皆可送下，此血脱益气之良法也。

东垣云：妇人分娩，及半产漏下，昏冒不省，瞑目无所知觉。盖因血暴亡，则心神无所养，心包络火上炽，故令昏冒。火胜其肺，故令瞑目不省人事，慎不可用寒凉泻火之药。盖瞑目之病，悉属于阴，即如伤寒郁冒，得汗而解，必当补而升举之，古法用全生活血汤，其间风药庞杂，而无阳生阴长之功，宜补中益气加门冬、五味，或大剂独参汤尤妥。血若暴下，是秋冬之令太旺，今举而升之，助其阳则目张而神不昏矣。

坐蓐时，用达生散去芍药，加枳壳、黄杨脑、童便。然必待胞水破，腰痛甚，方与热服。不可太早，早则先行恶露，反致难产也。凡十月未足，临产腹痛，或作或止，或痛不甚者，名曰弄胎。或腹虽痛甚，而腰不甚痛者，或胎高未陷者，或谷道未挺进者，或水浆未破者，或浆水虽出而腹不痛者，皆属气虚，并非正产之候，唯宜独参汤助之，慎勿妄投药饵，致产母惊恐，而妄乱用力，直待子逼门户，腰重痛极，眼中如火。谷道挺进时，方可用力，兼服催生药，如《千金方》用阿胶三两，滑石一两，车前子二两，为末，饮服方寸匙，不下，少顷再服，此药临时服之，不可先服。

难产须择精细稳婆，最为切要，唯胎气逆上，全在医治之功，如气滞逆上，频以热溲便灌之，但得白色者即佳，不必拘用童子之便也。气虚不能驾驭其胎而上逆者，独参汤加溲便服之。甚至昏晕吐沫，搐溺谵语者，急控顶发，抉开牙齿，以溲便灌之，稍迟则不救矣。

（产后不语）气血俱虚，八珍汤加菖蒲、远志；不应，独参汤加附子一片，峻补其气，而血自生。若竟用血药，则误矣。（《张氏医通·卷十·妇人门上》）

许叔微云：循衣撮空，皆神虚无主，非大剂独参、保元，不能挽回。虚寒，则十全大补、人参养荣、大建中温补之。（《张氏医通·卷十一·婴儿门上》）

气虚痘疹，或为饮食生冷，调理失宜，致伤脾胃，遂成泄泻。津液下陷，虚火上盛必发而为渴；元气下陷，虚阳上壅，下气不续，必发而为喘。夫渴与喘，实证也，起于泄泻之后，斯为津液暴亡而渴，阴气暴逆而喘，故治渴则宜钱氏白术散，渴泻不止则用钱氏异功散。治喘则宜独参汤；不应，亦用钱氏异功散。大便实者，少与生脉散调之。

痘疮成浆之时，精神倦怠，神思昏沉，不省人事，呼之不应，自语呢喃，如邪祟状，此痘出太过，心脏空虚，神无所依也，人参酸枣汤。气虚，大剂独参，或保元加枣仁、茯神；若烦热气壮，痰涎涌盛者，改定清心丸；如服药后不宁，反加闷乱者死，浆清不食者，不治。

痘未尽出而用寒凉，毒为凉激伤脾，不能运动其血，致逆于脏腑之中，内毒搏滞于胸膈之上，积成秽血，妄行而暴吐衄昏晕，痘色淡白陷伏者，理中汤、独参汤并加肉桂，温补为主，所谓血脱益气、阳生阴长是也。（《张氏医通·卷十二·婴儿门下》）

青盲有二，须询其为病之源。若伤于七情，则伤于神，独参汤，或保元汤加神、砂、麝香、门冬、归身。若伤于精血，则损于胆，六味丸加枣仁、柴胡。皆不易治。而失神者，尤难取效，能保其真者，屡有不治而愈。若年高及病后，或心肾不充者，虽治不愈，世人但见目盲，便呼为青盲者，谬甚！夫青盲者，瞳神不大不小，无缺无损，仔细视之，与好眼一般，只是自看不见，方为此证。若瞳神有何气色，即是内障，非青盲也。(《张氏医通·卷八·七窍门上》)

回阳返本汤

【组成】四逆汤加人参、麦门冬、五味子、腊茶、陈皮。

【主治】阳虚躁渴，面赤戴阳，欲坐卧泥水中，脉来无力欲绝者。

【加减】面赤者，下虚也，加葱七茎，黄连少许，用泥浆水澄清煎服，入白蜜五匙，冷服取汗。

【方论】此以白通合生脉，治阴极似阳，最为神妙，加用腊茶、浆水等味当矣。但陈皮一味，似属不必，当知人参既合姜、附，其势张，奚借陈皮发扬之力哉！(《张氏医通·卷十六·祖方》)

参附汤

【组成】术附汤去术加人参一两。

【主治】脾肾阳虚，厥逆自汗。(《张氏医通·卷十六·祖方》)

【临床运用】(自汗) 肾中之阳浮游而自汗，参附汤。(《张氏医通·卷九·杂门》)

(痉病) 足三阴痉，俱手足厥冷，筋脉拘急，汗出不止，项强脉沉。厥阴则头摇口噤，芪附汤加当归、肉桂；太阴则四肢不收，术附汤加甘草、生姜；少阴则闭目合面，参附汤加甘草、干姜。古法，用附子散通治三阴诸痉，多汗，去川芎、独活，加黄芪、当归。(《张氏医通·卷六·诸风门》)

人参实卫汤

【组成】保元汤加白术、芍药。初发，加桂枝；久疟，加乌梅。

【主治】疟自汗不止。(《张氏医通·卷十六·祖方》)

【临床运用】(疟疾) 劳役所伤，饮食失节成疟，则虚弱自汗，补中益气加半夏。疟疾自汗日甚，不能止，此表虚不能卫护也，人

参实卫，加桂枝。(《张氏医通·卷三·寒热门》)

既济丸

【组成】熟附子一两　人参三两　麝香少许为衣

【用法】为细末，陈米饮糊丸，梧子大，每服十丸至三十丸，米饮下。

【主治】关格，脉沉细，手足厥冷。

【方论】此云岐第三方，用参、附加麝单刀直入以破中下二焦之结，药虽峻而用法最缓，不可不详此义，而擅改作汤也。(《张氏医通·卷十四·关格门》)

【临床运用】(关格) 有中气虚不运者，补气药中升降，先以四君子换参芦探吐，后用人参散、柏子仁汤调理。脉沉细，手足厥冷者，既济丸。(《张氏医通·卷四·诸呕逆门》)

麻黄复煎汤

【组成】麻黄去节，一钱　黄芪二钱　白术　人参各半钱　柴胡防风　羌活　黄柏　姜汁炒褐色　生地黄各一钱　甘草生，二分；炙，三分　杏仁五个，去皮尖，研

【用法】用水三盏，先煎(麻黄)令沸，去上沫，至二盏，(再将其他的十味药)入麻黄汤中，煎至一盏，卧时半饥热服，不可饱。服后微汗为度，不可过汗，过汗则热不止而烦扰不宁也，栀子豉汤解之。

【主治】风湿倦怠，常微汗出。(《张氏医通·卷十四·身体痛门》)

附子汤《千金》

【组成】附子一枚　芍药　桂心　甘草　茯苓　人参各一两　白术一两二钱

【用法】上七味㕮咀，以水八升，煮取三升，分二服。

【主治】湿痹缓风，身体疼痛如欲折，肉如锥刺刀割。(《张氏

医通·卷十四·痹门》)

人参丸

【组成】人参　麦门冬去心　茯神　龙齿　石菖蒲　远志肉　黄芪各一两　当归半两，世本作赤石脂　地黄二两

【用法】为末，炼白蜜丸，梧子大，每服五七十丸，食前清米饮、醇酒任下。

【主治】脉痹大热，经脉不利。(《张氏医通·卷十四·痹门》)

八风散 《千金》

【组成】菊花一两　石斛　天雄各四钱半　人参　附子　甘草各半两　薯蓣　续断　黄芪　泽泻　远志　细辛　秦艽　石韦　牛膝　菖蒲　杜仲　茯苓　干地黄　防风　白术　干姜　萆薢各三钱　乌头钱半

【用法】上二十四味，为散，酒服方寸匕，日三，不效加至二匕。

【主治】风虚面青黑土色，不见日月光，脚气痹弱。(《张氏医通·卷十四·脚气门》)

风引汤 《千金》

【组成】麻黄　石膏　独活　茯苓各六钱　吴茱萸　附子　秦艽　细辛　桂心　人参　防风　芎䓖　防己　甘草各三钱　干姜四钱半　白术一两　杏仁六十枚

【用法】上十七味，㕮咀，以水一斗六升，煮取三升，分三服取汗。

【主治】两脚疼痹肿或不仁拘急，不得行。

【加减】服(《千金》风引汤)后势缓，本方去麻黄、石膏、吴茱萸、秦艽、细辛、桂心、芎䓖、防己、白术、杏仁，加当归、石斛、大豆，名小风引汤，并治中风腰脚疼弱。(《张氏医通·卷十四·脚气门》)

独活汤 《千金》

【组成】独活三钱　当归　防风　茯苓　芍药　黄芪　人参　甘草各钱半　干姜炮　附子炮，各一钱　黑豆一合　葛根

【用法】上十二味，以水五升，清酒一升，煮取三升，分温三服。

【主治】脚痹冷痛，不可屈伸。（《张氏医通·卷十四·脚气门》）

半夏汤 《千金》

【组成】半夏　桂心　人参各三钱　干姜二钱　附子　甘草炙，一钱半　细辛　蜀椒各一钱

【用法】上八味，水煎，分温三服。初服稍稍进，恐气冲上，格塞不得下耳。

【主治】脚气入腹冲胸，气欲绝者。（《张氏医通·卷十四·脚气门》）

竹叶汤 《千金》

【组成】竹叶　小麦各三合　知母　石膏各一两　茯苓　黄芩　麦门冬各六钱　人参五钱　生姜一两　天花粉　半夏　甘草各三钱

【用法】上十二味，以水一斗二升，煮竹叶、小麦取八升，去滓纳药，煮取三升，分三服，老幼分五服。

【主治】五心烦热，口干唇燥，胸中热闷。（《张氏医通·卷十四·虚烦门》）

加味定志丸

【组成】大远志甘草汤泡，去骨　石菖蒲各二两　人参四两　茯苓三两　黄芪蜜酒炙，四两　肉桂一两

【用法】蜜丸，梧子大，每服百丸，空心，米汤、温酒任下。

【主治】目能近视，不能远视。（《张氏医通·卷十五·目门》）

人参漏芦散

【组成】黄芪三两 防风两半 大黄酒浸 人参 远志甘草汤泡，去骨 当归尾一作地骨皮 赤茯苓各二两 黄芩 漏芦各一两

【用法】为散，每服四五钱，水煎，食后服。

【主治】眼漏，脓水不止。(《张氏医通·卷十五·目门》)

【临床运用】不论何部生漏，但日间胀痛流水，其色黄赤，遇夜则稍可，乃阳络中有湿热留着所致，人参漏芦散去当归，加羌、防、生甘草。

生于两踝之外，或流稠脓，或流臭水，胀痛则流出，不胀则略止，先与人参漏芦散，后用《千金》托里散加葱白。(《张氏医通·卷八·七窍门上》)

朴硝荡胞汤 《千金》

【组成】朴硝 牡丹 当归 大黄 桃仁生,各三铢 细辛 厚朴 桔梗 人参 赤芍药 茯苓 桂心 甘草 牛膝 橘皮各一铢 附子六铢 虻虫 水蛭各十枚

【用法】上十八味，㕮咀，以清酒五升，水五升，合煮取三升，分四服，日三夜一，每服相去时，更服如常。覆被取少汗，汗不出，冬日着火笼之，必下积血，及冷赤脓如赤小豆汁，本为妇人子宫内有此恶物使然。或天阴脐下痛，或月水不调，为有冷血不受胎，若斟酌下尽，气力弱，大困不堪，更服，亦可二三服即止；如大闷不堪，可食酢饭冷浆，一口即止，然恐去恶物不尽，不大得药力，若能忍，服尽大好。如无水蛭，用鲮鲤甲以生漆涂炙脆代之。

【主治】妇人立身已来全不产，及断绪久不产二三十年者。(《张氏医通·卷十五·妇人门上》)

白薇丸 《千金》

【组成】白薇 细辛各三十铢 人参 杜蘅 牡蒙 厚朴 半夏 白僵蚕 当归 紫菀各十八铢 牛膝 沙参 干姜 秦艽各半两 蜀椒 附子 防风各一两半

【用法】上十七味，为末，蜜和丸，如梧子大，先食服三丸；不知，稍增至四五丸。此药不可长服，觉有娠即止，用之大验。

【主治】月水不利，闭塞绝产。(《张氏医通·卷十五·妇人门上》)

秦桂丸 即螽斯丸

【组成】熟附子二枚　桂心勿见火　厚朴姜汁炒　厚杜仲盐酒炒　细辛　秦艽酒洗，焙　白薇　川牛膝酒净　沙参各二两　茯苓　人参各四两

【用法】炼白蜜丸，梧子大，空心，温酒下五七十丸。得孕二三月，不可更服。忌牛马肉，犯之难产。

【主治】妇人子宫虚寒，不能摄精成孕。

【方论】此方郑心手裁，较世本减附子四两，细辛三两，茯苓二两，削去干姜，易入当归，以和阳药之性，不致阳无以化，且免经水紫黑，胎息不育之虞。其秦艽、朴、半专理痰积，沙参、膝、薇专清浊带，使子户温和，阳施阴化，孕自成矣。(《张氏医通·卷十五》)

【临床运用】(不孕)子户虚寒不摄精者，秦桂丸最当。(《张氏医通·卷十·妇人门上》)

甘竹茹汤 《千金》

【组成】甘竹茹一把　人参　茯苓　甘草　黄芩各三钱

【用法】上五味，水煎，分三服。

【主治】产后内虚，烦热短气。(《张氏医通·卷十五·妇人门下》)

【临床运用】产后虚烦，皆气血亏损，虚火上泛所致。《千金》治产后内虚烦热短气，用甘竹茹汤；产后乍寒乍热，手足身温，心胸烦满，用知母汤；产后虚烦头痛短气，闷乱不解，用淡竹茹汤；产后烦满不安，用人参当归汤，俱孙真人法也。(《张氏医通·卷十·妇人门上》)

加味四圣散

【组成】紫草茸一钱　甘草五分　黄芪一钱　木通七分　川芎五分
木香三分　人参一钱　蝉蜕七枚

【用法】水煎，热服。

【主治】痘灌浆时，热渴引水或作痒。(《张氏医通·卷十五·
婴儿门下》)

【临床运用】(痘疹)若八九朝灌浆之时，身发壮热，渴欲饮水
者，此疮多毒盛，表里气血俱虚之故，加味四圣散去木香加归、
芎；亦有浆半足而热甚，烦渴引饮不已，此津液外布而肺胃枯涸
也，大剂保元汤合生脉散频进，浆满而渴自止也。(《张氏医通·卷
十二·婴儿门下》)

紫草木通汤

【组成】紫草一钱　甘草五分　木通六分　人参　茯苓各一钱　糯
米一撮

【用法】水煎，不时温服。

【主治】痘疹行浆时，气虚血热，小便不利，不能起发。(《张
氏医通·卷十五·婴儿门下》)

【临床运用】凡疮已出，可频与化毒汤，当去升麻。出不快者，
加味四圣散，或紫草饮、紫草木通汤，及快斑汤；出太甚者，人参
败毒散；色赤，犀角地黄汤。

(痘疹)凡血热之证，初发壮热，腮红脸赤，毛焦色枯，烦躁，
渴欲饮水，日夜啼哭，睡卧不宁，好睡冷处，小便赤涩，此皆热证
无疑，见点三四日后，热证渐平，将欲灌浆，紫草木通汤加生地、
川芎、桔梗、红花、山楂之类。

(痘疹)凡热毒壅遏之证，初发身热面赤，气粗喘满，腹胀烦
躁，谵语狂言，睡中惊妄，二便秘涩，面浮眼胀，多啼多怒，此皆
热甚无疑，未见标时，先须升麻汤一服，随加羌、防、荆芥、川
芎、连翘、紫草、白芷、桔梗、鼠粘子，以清热透表；至见点三日
之内，诸证向宁，势将行浆，紫草木通汤加川芎、桔梗、山楂、蝉

蜕、鼠粘子之类。（《张氏医通·卷十二·婴儿门下》）

生脉散

【组成】人参三钱　麦门冬二钱　五味子一钱

【用法】水煎，不时热服。

【主治】热伤肺胃，虚热喘嗽，脉虚无力。（《张氏医通·卷十六·祖方》）

【临床运用】喻嘉言曰：体中多湿之人，外暑蒸动内湿，二气交通，最易中暑。所以肥人湿多，夏月百计避暑，反为暑所中者，不能避身之湿，即不能避天之暑也。益元散驱湿从小便出，夏月服之解暑，体盛湿多则宜之。清癯无湿之人，津液为时火所耗，当用生脉散充其津液。若用益元散妄利小水，竭其下泉，枯槁立至。故凡汗多之人，即不可利其小便也。小半夏茯苓汤，治暑专治其湿也，少加甘草，即名消暑丸，是消暑在消其湿，理明辞正矣。又如益元散加辰砂，则并去其热，五苓散加人参则益虚，加辰砂减桂则去热；白虎汤加人参则益虚，加苍术则胜湿也。中暑必显躁烦热闷，东垣仿仲景竹叶石膏汤制方，名清燥汤，仍以去湿为首务。

或问：暑用白虎、清暑、香薷等法，何以为辨？石顽曰：中暍用白虎汤，热伤形之治也；用人参白虎汤，兼伤无形之气也。中暑用生脉散，暑伤无形之气也；用清暑益气，暑伤于气兼挟风热乘虚而伤其经也。伤暑用十味香薷，风热湿杂合而伤形气也，偏于表，则变香薷饮为消暑十全；偏于里，则变香薷饮为六和汤。此夏月鼎峙三法也。其用消暑丸者，上盛之湿泛滥而为痞满也；用益元散者，下盛之热阻滞而为溺涩也；用大顺散者，冰果内伤于脾也；用冷香饮者，冷食内伤于肾也；用来复丹者，阴气固结于下也；用五苓散者，阳气遏绝于内也。近世医人，治夏月诸病，不论虚实寒热，概用香薷饮，既开汗孔，复利水道，且克中气，况于方中必除去人参。（《张氏医通·卷二·诸伤门》）

（咳嗽）气虚而火入于肺者，补气为先，生脉散；有痰，六君子汤。

（喘病）阴虚而火乘金不得卧者，壮水为急，六味丸；虚则合生脉散。

（喑）若咽破声嘶而痛，是火邪遏闭伤肺，昔人所谓金实不鸣，金破亦不鸣也。古法用清咽宁肺汤，今改用生脉散合六味丸作汤，所谓壮水之主以制阳光也。

（喑）若久病失音，必是气虚挟痰之故，宜滋肺肾之化源，非生脉散下都气丸不可。

（喑）凡咽干声槁者，润肺为主，生脉散合异功散。

（喑）若失音不语，已经发散润肺而不应者，生脉散并童真丸嚼化之。

若失血后阴火上乘而短气不足以息，或肾虚发热唾痰者，生脉散加归、芪、生地。

病后产后，一切疮疽溃后，气虚不能接续，及年高病久，正气耗散之人，虽有痰火，不可作有余治；误用耗气之药，祸不旋踵，须大剂生脉散为君，少佐陈皮，扶接元气为主。

少气者，气少不足以言也。经曰：怯然少气者，是水道不行，形气消索也。又云：言而微，终日乃复言者，此夺气也。又云：气虚者，言无常也。又云：脾脉搏坚而长，其色黄，当病少气，其治法不离独参汤、生脉散、保元汤、异功散之类。（《张氏医通·卷四·诸气门下》）

（舌衄）舌上忽出血如线，先用蒲黄煎汤漱之，次用槐花炒研掺之，黄芪六一汤合生脉散服之。（《张氏医通·卷四·诸呕逆门》）

吐血发渴，名曰血渴，十全大补汤，或生脉散加黄芪、煨葛根、枇杷叶，量胃气虚实用之。（《张氏医通·卷五·诸血门》）

（虚烦）营血不足，阳盛阴微而烦者，当归补血汤下朱砂安神丸，或生脉散加归、地、枣仁、竹茹之属。（《张氏医通·卷六·神志门》）

（麻木）脉微弱，或弦大无力，病久体羸者，属气虚，补中益气加熟附子一片。夏月兑生脉散或清燥汤。（《张氏医通·卷六·痿痹门》）

汗多而小便赤涩，夏月多有此证，盛暑汗既多，膀胱闭涩，则水不运下，四君子合五苓散，或五苓合生脉，或生脉合保元，或消暑丸、清燥汤选用。

汗出过多，小便赤涩，此五内枯燥，慎勿用利水之剂，生脉散加黄芪、当归。若右寸独数大，小便点滴而下者，此金燥不能生水，气化不及州都，生脉散去五味子，易大剂紫菀，可一服而愈。（《张氏医通·卷七·大小腑门》）

口辛，肺气上溢也，生脉散加桑皮、地骨皮、黄芩。（《张氏医通·卷八·七窍门上》）

病余气血俱虚而汗，服诸止汗药不应，用十全大补汤半剂，加熟枣仁五钱；若胸膈烦闷，不能胜阴药者，生脉散加黄芪二钱，当归六分，熟枣仁三钱，一服即验。

别处无汗，独心胸一片有汗，此思伤心也，其病在心，名曰心汗，归脾汤倍黄芪，或生脉散加当归、枣仁，猪心汤煎服。（《张氏医通·卷九·杂门》）

（子淋）肺气虚而频数短少，生脉散加山药、泽泻。

（子淋）若肺虚膀胱热而气化不行，生脉合导赤散。

（产后小便淋漓）若膀胱阴虚而小便淋沥，生料六味合生脉散，滋其化源，须大剂煎成，隔汤炖热，续续进之。

丹溪云：难产多是气虚，产后气血尤虚，当以参、芪为君，芎、归为臣，桃仁、陈皮为佐，同猪羊脬煎汤，时时饮之，勿令间断，使气血骤长，匝月其脬自完，若稍缓则难成功矣。产间伤动脬破，终日不小便，但淋湿不干，用天然黄丝二两，不用染者，牡丹皮、白及、人参各一钱，水煎至丝烂如饧服，服勿作声，作声则泄气无效，名补胞饮，经月常服有效。产后损尿胞而淋沥，参、芪、术、草熬膏，猪羊脬煎汤，饥时调服，月余脬长淋止。（《张氏医通·卷十·妇人门上》）

（痘疮）又有结痂干厚，忽然战栗，干哕烦渴者，此正气将复，不能禁持之故，生脉散。

（痘疮脱痂）若妄言谵语，四物汤合生脉散加枣仁。

痘疮解毒，以利小便为要，若尿涩因肺虚不能滋其化源，生脉散加黄芪、甘草。

若痘疮稠密而渴，为津液外泄，生脉散；在黎藿，生津葛根汤。（《张氏医通·卷十二·婴儿门下》）

葛花解酲汤

【组成】葛花　白豆蔻　砂仁炒，各一钱　青皮炒　神曲炒　泽泻　干姜各五分　白术炒，八分　人参　橘红　茯苓　猪苓各四分　木香一分

【用法】水煎服。但得微汗，则酒湿去矣。

【主治】伤酒呕吐胸痞，小便不利。

【方论】此虽本五苓、四君子，益入葛花、豆蔻等辛散之味，大损元气，世人不知，妄谓方中人参有补益之功，恃此纵饮，是自伐其天也。（《张氏医通·卷十三·专方》）

五膈丸 《千金》

【组成】麦门冬三两，去心　甘草二两　蜀椒炒，去汗　远志　肉桂心　细辛　干姜炮，各一两　附子一枚，炮　人参二两

【用法】上为细末，炼白蜜丸弹子大，先食含一丸，细细咽之，喉中、胸中当热，药丸稍尽，再含一丸，日三夜二服，七日愈。

【主治】饮食不得下，手足冷，上气喘息。（《张氏医通·卷十四·噎膈门》）

【临床运用】（噎膈）若饮食不得下，手足冷，上气咳逆，用五膈丸。（《张氏医通·卷四·诸呕逆门》）

大桃花汤 《千金》

【组成】赤石脂　干姜　当归　龙骨　牡蛎，各六钱　附子炮，四钱　芍药炒　白术　人参各三钱　甘草炙，二钱

【用法】上十味，水煎，分三服。脓稠，加厚朴；呕，加橘皮。

【主治】下痢久脱虚冷，白滞腹痛。（《张氏医通·卷十四·痢

门》）

【临床运用】下痢脐下搅痛，桃花丸；下痢久脱，虚冷白滞，大桃花汤。（《张氏医通·卷七·大小腑门》）

加味佛手散

【组成】四物汤去地黄、芍药。本方归用三钱，芎用一钱，加上拣人参三五钱，去血过多，加至一两。临服入童便半盏，续续进之。质壮气实者，但加童便，人参不用用可也。

【主治】产妇交骨不开。（《张氏医通·卷十六·祖方》）

三才丸

【组成】二冬膏去麦门冬，加人参、熟地，等份。

【用法】蜜丸服之。

【主治】气血俱虚，精神不固，元阳失合者宜之。

【加减】加黄柏、甘草、砂仁，名三才封髓丹。（《张氏医通·卷十六·祖方》）

续命煮散

【组成】四物汤加人参、甘草、桂心、远志、防风、独活、细辛、葛根、荆芥、半夏。

【用法】上药为散，每服一两，加生姜三片，水煎，通口服。

【主治】风虚昏愦自汗，手足瘛疭。

【加减】多汗，去葛根加牡蛎。（《张氏医通·卷十六·祖方》）

茯苓四逆汤 《玉函》

【组成】四逆汤加人参三钱至一两，茯苓六钱。

【主治】发汗，若下之，病仍不解烦躁。（《张氏医通·卷十六·祖方》）

第二节 补益肺气

人参蛤蚧散

【组成】川蛤蚧十对，酒浸，酥炙，色白形如守宫者真，若剖开如鼠皮者假　知母酒炒　川贝母去心　桑白皮姜汁和蜜炙　茯苓各三两　人参　甘草炙，各三两　杏仁去皮尖，五钱

【用法】为散，每服三钱，不拘时，茶清或蜜水调服。

【主治】肺痿失音，咳唾脓血，或面上生疮。（《张氏医通·卷十三·专方》）

【临床运用】（肺痿）虚劳肺痿失音，咳唾腥血稀痰，或面上生疮，人参蛤蚧散。（《张氏医通·卷四·诸气门下》）

集灵膏

【组成】固本丸中二冬、二地各十两，人参六两，加枸杞六两。

【用法】熬膏蜜收。

【主治】久嗽气血俱虚，不能送痰而出。

【加减】如血虚便难，加归身；脾弱便溏，加白术，以糖霜代蜜收之。（《张氏医通·卷十六·祖方》）

【临床运用】（虚损）咳嗽有红，用固本丸、集灵膏。（《张氏医通·卷二·诸伤门》）

人参定喘汤《局方》

【组成】人参　麻黄去节　甘草炙　阿胶　半夏曲各一钱　桑白皮蜜炙　五味子碎，各半钱　罂粟壳蜜炙，二分　生姜三片

【用法】水煎，食后服，温覆取微汗。

【主治】远年咳逆，上气胸满，痞塞声不出。（《张氏医通·卷十三·专方》）

【临床运用】（喘病）远年咳逆上气，胸满痞塞，声不出者，人参定喘汤。（《张氏医通·卷四·诸气门下》）

紫菀散

【组成】紫菀茸　人参各二两　麦门冬去心　桔梗　茯苓　阿胶
川贝母去心，各一两　五味子　甘草炙，各五钱

【用法】为散，每服四五钱，水煎去滓服。

【主治】咳唾有血，虚劳肺痿。（《张氏医通·卷十三·专方》）

【临床运用】（喑）若咳喘气促而胸中满闷，声喑不出者，肺胃气燥，不能祛散余邪也，紫菀散主之。

肺痿咳嗽有痰，午后热，并声嘶者，古法用人参养肺汤，今改用紫菀散加丹皮、姜、枣。

心火克肺，传为肺痿，咳嗽喘呕，痰涎壅盛，胸膈痞满，咽喉不利者，古法用人参平肺汤，今改用紫菀散加葳蕤、橘红、姜、枣。

肺痿咳嗽不已，往来寒热，自汗烦渴者，古法用知母茯苓汤，今改用紫菀散加知母、银州柴胡、姜、枣。盖咳嗽声嘶，咽喉不利，皆是火郁痰滞。必用生姜之辛以散之，然须蜜制，借甘以润之，此标本兼该之义也。（《张氏医通·卷四·诸气门下》）

泽漆汤《金匮》

【组成】泽漆一两，即大戟苗　白前形如细辛而白，产徽州砂石水中，徽人药肆中觅之　紫参如无，紫菀代之　半夏洗，各钱半　桂枝《千金》作桂心　人参　甘草　黄芩各一钱　生姜四片

【用法】上九味，先煮泽漆，去滓纳诸药，汤成去滓，温服至夜尽。

【主治】咳而脉沉，上气咽喉不利。（《张氏医通·卷十三·专方》）

生姜甘草汤《千金》

【组成】生姜半两　甘草炙，二钱　人参三钱　大枣五枚，擘

【用法】上四味，水煎温服。

【主治】肺痿咳唾涎沫，咽燥而渴。（《张氏医通·卷十三·专方》）

竹叶汤《金匮》

【组成】竹叶一把 大枣四枚 生姜三片 葛根 防风 桔梗 桂枝 人参 甘草炙，各一钱

【用法】上九味，水煎服，温覆使汗出。

【主治】产后中风，发热面赤，喘满而头痛。

【加减】项强，加附子；呕者，加半夏。

【方论】此桂枝汤去芍药，加竹叶、葛、防、桔梗、人参。因方后所加附子，向来混入方内，故此着明，不便归入方祖，以混检阅。(《张氏医通·卷十五·妇人门下》)

【临床运用】五心烦热，口干唇燥，胸中热闷，《千金》竹叶汤。(《张氏医通·卷六·神志门》)

劫劳散《局方》

【组成】四物汤去川芎，加人参、黄芪、甘草、阿胶、五味子、半夏。

【用法】（上药）为散，每服三四钱，加姜、枣煎，空心服。

【主治】肺痿咳嗽，痰中有红线，盗汗发热，热过即冷。(《张氏医通·卷十六·祖方》)

琼玉膏

【组成】鲜地黄四十两 人参另为末 白茯苓另为末，各十两 沉香另研 琥珀另研，各半两

【用法】先以地黄熬膏，点纸上不渗，入人参、茯苓末，并入糖晶二十两，搅匀熔化，离火，再入琥珀、沉香和匀，瓷罐收藏。清晨午前，温酒服数匙，沸汤亦可。

【主治】虚劳干咳，喉中血腥，肠中隐痛。(《张氏医通·卷十四》)

【临床运用】（虚损）脾胃虚而大便不实者，琼玉膏。(《张氏医通·卷二·诸伤门》)

木防己汤 《金匮》

【组成】木防己三钱　石膏鸡子大一枚　桂枝二钱　人参四钱

【用法】水煎，温分再服。

【主治】支饮心下痞坚，脉沉面黑，吐下不愈者。（《张氏医通·卷十三·专方》）

【临床运用】隔间支饮，其人喘满，心下痞坚，面色黧黑，其脉沉紧，得之数十日，医吐下之不愈，木防己汤主之。虚者即愈，实者三日复发，复与不愈者，木防己汤去石膏加茯苓芒硝汤主之，微利则愈。

支饮在膈间，气血皆不通利，气不利，则与水同逆于肺而发喘满；血不利，则与水杂揉结于心下而为痞坚。肾气上应水饮，肾水之色黑，血凝之色亦黑，故黧黑之色而见于面也。脉沉为水，紧为寒，非别有寒邪，即水气之寒也。医虽以吐下之法治，然药不切于病，故不愈，用木防己以散留饮结气。石膏主心肺逆气，人参以助胃祛水，桂枝以和营开结，且支饮得温则行。若邪客之浅在气分多而虚者，服之即愈；若邪客之深在血分多而实者，则愈后必再发。以石膏为气分药，故去之；芒硝为血分药，能治痰软坚；茯苓伐肾利水，而为芒硝之佐，故加之。（《张氏医通·卷四·诸气门下》）

紫苏饮

【组成】四物汤去地黄，加紫苏、陈皮、大腹皮、人参、甘草、生姜、葱白。

【主治】妊娠临月，浮肿喘胀。

【加减】感冒风寒，去腹皮，加香豉；胎动不安，加黄芩、白术；胎不运动，加木香、砂仁；肥盛气滞，加半夏、厚朴；虚羸少气，加白术，倍人参。（《张氏医通·卷十六·祖方》）

【临床运用】因胎动而致母病者，安胎而病自愈，紫苏饮加茯苓、白术、阿胶、砂仁。

（胎动不安）胎气郁滞，紫苏饮。

郑虚庵曰：治胎前下血不止，用大剂参、术以安胎，芎、归、熟地、黄芩、白芍、阿胶以止血，砂仁行气以止痛，不可行动，但安卧养胎自愈。若伤动胎气而下血不止，急用紫苏饮。若胎未损，服之可安；已损，服之可下。若纯用四物汤阴药，不得阳生阴长之功，非但胎不能安，每致腹痛少食，脾胃愈虚而愈不安矣。

（胎漏下血）月数将满而漏血者，此必不守禁忌所致，亦有瘀血凝滞，不能转运而下者，气血先伤，后必难产，宜服紫苏饮，或用益母草熬膏。肥人，砂仁汤调下；虚人，人参汤调下。

（惊胎僵仆）因怒跌仆，或手足抽搐者，紫苏饮加钩藤钩子；去血过多，八珍汤去茯苓，加胶、艾、黄芪。

妊娠胎动气逆，皆由调养失宜，致胎逆上，紫苏饮为必用之药。饮食不甘，兼四君子；有热，加芩、栀、归、芍。若恼怒伤肝，致胎逆上，加味逍遥散；（胎气上逆）因郁结伤脾，胎气不安，加味归脾汤。大抵胎气逆上，皆属火旺，急用芩、术、香附之类，不可服大寒之药，反致他变。

（子烦）气滞，紫苏饮。

（类中风）此证若不早治，必致堕胎，宜服紫苏饮。若口噤不能言，用白术三钱，荆芥穗二钱，黑豆三合，炒淋酒煎服，得汗即愈；口噤者，拗口灌之，可服三四剂；至有目昏黑而厥者，胎前绝少，但一有此证，即是儿晕，属气与痰，故目昏黑发厥，只服紫苏饮，慎不可服苏合香丸及乌药顺气散等。

妊娠伤风，香苏散去香附加葱、豉；咳嗽多痰，加桔梗，或紫苏饮加葱、豉，安胎为妙。嗽兼泻，气口脉滑实有力，中有宿食者，胃苓汤去苍术，俟脾胃实而治嗽，总不如浓煎葱头汤为上。盖风药皆能堕胎，故嗽喘胎寒，多用连须葱汤，大能安胎散气，胎始无虞，或加香豉尤妙；若不喘者，紫苏饮加砂仁、童便。

腹痛，或发或止，名曰痛胎，属血少，四物加香附为末，紫苏汤送下；气滞者，紫苏饮。

背痛，气滞也，紫苏饮。

气血郁滞，遍身拘急不舒而痛，眼生黑花，夜不能卧，紫苏饮加枳壳、桔梗。

（子肿）盖因脏腑本虚，脾土不能制水，血散四肢，遂腹胀，手足面目皆浮，甚则通身肿满，心腹急胀，悉宜紫苏饮。小便不利者，其胎气兼水气也，紫苏饮加泽泻、白术、茯苓、木通。若发浮气喘腹胀，服药后肿退皮宽，六君子调理。

若足指发肿，渐至腿膝喘闷不安，或足指缝水出，名子气。乃妇人素有风气，或冲任有血挟风水，不可妄投汤药，二陈加乌药、香附、木通。脾胃虚弱，更加参、术，兼进逍遥散；不应，紫苏饮。

妊娠九个月，宜服达生散数服，若肥盛气实者，用枳壳二两，香附、甘草各一两，为散，沸汤下二钱，早暮各一服。血实色苍者，枳壳二两，当归一两，为末，炼蜜丸，空心酒服五十丸。然元气虚弱者，唯大剂紫苏饮鼓舞其气，生产必易。

临月胞水不破，血先下者，此是伤胎，非产也，大剂保元汤加当归、童便，最为得力。因临产行动，已伤其胎，而发热者多危，紫苏饮倍人参。

（产后浮肿）面肿下不肿，属风，宜发散，紫苏饮加防风。下肿上不肿，属湿，宜利小便，紫苏饮加木通。四肢与头面肿甚，气食也，紫苏饮加消导药。有血，兼破血药。停血不散，腹肿喘满，夜甚于昼，四乌汤加蓬术。

产后鼻衄，乃气血逆行所致，紫苏饮入童便、荆芥灰，如口鼻黑气起而衄者难治。（《张氏医通·卷十·妇人门上》）

第三节　补益脾气

侯氏黑散 《金匮》

【组成】菊花三两　白术一两　防风八钱　桔梗六钱　黄芩四钱　人参　茯苓　细辛　当归　干姜　芎䓖　桂枝　牡蛎煅　矾石各二钱二分

【用法】上十四味，杵为散，酒服方寸匕，日三服，初服二十日用温酒调服，禁一切鱼肉大蒜。常宜冷食，六十日止，即药积在腹中不下也，热食即下矣，冷服自能助药力。

【主治】大风四肢烦重，心中恶寒不足。

【方论】《外台》借此治风癫疾。大风四肢烦重，脾土受风水之制，土气内结，不能敷布于四末也。心中恶寒不足者，胸中为浊气填塞，心火内蕴，不得发越，热极反兼寒化也。方中用菊花为君，以解心下之蕴热，防、桂、辛、桔以升发腠理，参、苓、白术以实脾杜风，芎、归以润燥息火，牡蛎、矾石以固涩肠胃，使参、术之性，留积不散，助其久功。干姜、黄芩一寒一热，寒为风之向导，热为火之反间也。用温酒服者，令药性走表以开其痹也。冷食而禁诸热物者，恐矾得热而下，不能尽其药力，以矾石性得冷即止，得热则下也。郭雍曰：黑散本为涤除风热，方中反用牡蛎、矾石止涩之味，且令冷食使药积腹中，然后热食，则风热痰垢与药渐次而下也。（《张氏医通·卷十三·专方》）

四柱饮《局方》

【组成】人参一两　茯苓　附子炮　木香煨，各五钱

【用法】上为细末，每服四钱，入生姜五片，大枣一枚，煎如稀糜，入盐一字调服。

【主治】泻利滑脱不止。（《张氏医通·卷十四·泄泻门》）

六柱饮

【组成】四柱饮加诃子肉、豆蔻减半。

【主治】滑脱不止，泻利完谷。（《张氏医通·卷十四·泄泻门》）

理中汤《玉函》，《金匮》名人参汤

【组成】干姜炮，半钱至一钱　人参一钱至三钱　白术炒焦，一钱至二钱　甘草炙，半钱至一钱

【用法】上四味，水煎，去滓，温服。肠胃虚脱，完谷不化者，炼白蜜丸弹子大，沸汤研，和滓，日三夜二服，名理中丸。

【主治】胸痹心胸痞气，霍乱吐泻不渴，一切脾胃虚寒，呕吐清水，饮食不入，完谷不化。（《张氏医通·卷十六·祖方》）

【临床运用】脾胃虚弱，不能运化，致寒物冷痰胶固于中焦，

时时痞闷，不觉饥饱。其脉虽弦，而按之不鼓。当温暖以助脾健运，清理中宫，理中丸。若脐下筑者，肾气动也，去术加桂；吐多者，气上壅也，去术加生姜；下多者，气泄而不收也，还用术；悸者，饮聚也，加桂、苓；渴欲饮水者，津液不足也，倍用术；腹中痛者，倍人参；寒多，倍干姜；腹满者，去术加附子。（《张氏医通·卷二·诸伤门》）

掌中寒者腹中寒，鱼上白肉有青血脉者，胃中有寒，理中丸。食疟，因饮食不节，中脘生痰，加以风气乘之，故善饥而不能食，食而支满，腹大善呕，实者二陈加枳壳、草果；因饥饱劳役而发，日久不止，脉虚者理中汤加枳实、青皮。素有阴虚劳嗽，或因疟成劳，但于调理本药中，稍加桂枝、姜、枣可也，不可纯用祛风豁痰药。（《张氏医通·卷三·寒热门》）

老人胸膈气滞，痞满不舒，或作痛，或不能食，脉虽数实滑大，当作虚治，慎不可用耗气药，宜理中丸，或六君子加香、砂之类。

邪气作痞，宜用疏剂；若气不顺，逆上为痞，此乃虚痞，愈疏而痞愈作，宜于收补中微兼疏通之意，不可过用香剂。古人治泻后膈痞，用理中丸，即此意也。（《张氏医通·卷三·诸气门上》）

凡咳嗽，饮水一二口而暂止者，热嗽也；呷热汤而暂停者，冷嗽也。治热嗽，以小柴胡加桔梗；冷嗽，理中汤加五味。

（痰饮）脾气虚，不能运化而生痰者，理中丸加半夏、茯苓。（《张氏医通·卷四·诸气门下》）

（呕吐）寒吐者，喜热恶寒，肢冷，脉细而滑，用理中汤加枳实；或二陈加丁香、炮姜，并须微温与服。

胃中虚寒不能约束津液，故吐涎沫，宜六君子加益智、生姜，或理中汤加益智以收摄之。

吐蛔有寒有热，有寒热交错，寒则手足厥逆，吐出之蛔色淡白者，理中汤加乌梅、黄连、蜀椒，甚则蛔死而形扁者危矣；热则蛔色赤而多，且跳动不已，安蛔丸主之；寒热交错，则病者静而复时烦，得食而呕，蛔闻食臭出，其人当自吐蛔，乌梅丸主之。

胃中虚寒不能约束津液，故吐涎沫，宜六君子加益智、生姜，或理中汤加益智以收摄之。

（反胃）若吐出原物，酸臭不化，此饮食入胃，既抵胃之下脘，复返而出也，宜理中汤为主，甚则加丁、附、川连。

（中酸）中气虚弱者，理中汤加吴茱萸。

（呃逆）平人饮热汤及食椒、姜即呃者，此胃中有寒痰死血也。死血，用韭汁、童便下越鞠丸。虚人，用理中汤加蓬术、桃仁；痰，加茯苓、半夏。

呃逆虽多有属火者，然病后久虚发呃，皆属于寒，宜用半夏一两，生姜一两，水煎热服；或用丁香数十粒，柿蒂十枚，滚水泡服；或理中汤加枳壳、茯苓、半夏，不应，加箸蒂、丁香。

若老人噫气，乃胃中虚寒痰逆而然，止宜理中丸温助胃气为主，或加枳实、香附、砂仁之类助其消化。虽然真气已衰，即使调理得宜，终不能过五年矣。

吐泻不止，元气耗散，病势危笃，或水粒不入；或口渴喜冷；或恶寒战栗，手足逆冷；或发热烦躁，揭去衣被。此内虚阴盛，不可以其喜冷去被为热，宜理中汤，甚则四逆汤，加食盐少许。

（霍乱）吐利后，胃气虚寒者，理中汤加附子、丁香、柿蒂。
（《张氏医通·卷四·诸呕逆门》）

若夫热病腹痛，热则芍药甘草汤、黄芩汤；寒则理中汤。

中脘痛属太阴，理中汤。

（胃痛）脉沉细，是水来侮土，治以理中汤，取干姜味辛，于土中泻水。

（胃痛）中气虚，按之则痛定，二陈加炮姜，不应，理中汤；病久服耗气药太过，脉大或数无力，亦为中气虚，六君子加炮姜。
（《张氏医通·卷五·诸痛门》）

（衄血）六脉弦细而涩，按之空虚，色白不泽者，脱血也，此大寒证，理中汤加黄芪。

（蓄血）醉饱入房，竭力伤肝，蓄血在胃口者，韭汁、童便下越鞠丸；不应，合平胃散去苍术加桃仁、丹皮相和服；虚人，理中、越鞠相和服。

脱血用大剂人参益气以固血，惟血色鲜明或略兼紫块者宜之。若见晦淡者为血寒而不得归经，须兼炮黑干姜，或大剂理中温之。尺部脉弦，大剂生料六味加肉桂引之，亦有用肉桂为末，和独参汤服者。（《张氏医通·卷五·诸血门》）

（痢疾）痢如胶冻，或如鼻涕，或如鱼脑，此为冷痢，先用木香、焦术、豆蔻、砂仁、厚朴，次用理中汤加木香；不应，更加诃子、粟壳。下利脉迟紧，腹痛未欲止，当温消之，枳实理中汤。

大小腑门蛊注毒痢，血如鸡肝，心烦腹痛者，茜根丸。虚人，理中汤加黄连、乌梅；不应，用乌梅丸。

寒泻，腹胀泄注，食即呕吐，理中汤加肉桂、诃子、升麻。

大小腑门下痢而渴，误食冷物水果而哕者，理中汤加丁香十五粒，柿蒂五枚，水煎热服；兼寒热往来者，小柴胡加丁香。（《张氏医通·卷七·大小腑门》）

若中气虚寒，四肢厥冷，或浮肿黑黄者，用理中汤加茵陈、桂、苓。

脾胃湿蒸，傍达于四肢，则手足多汗；热者，二陈汤加川连、白芍；冷者，理中汤加乌梅；弱者，十全大补去芎，加五味子。（《张氏医通·卷九·杂门》）

（妊娠痢下　白痢）甘草干姜汤、理中汤，治妊娠腹痛少食，积沫清稀之白痢。

呕吐恶露不行，二陈加当归、蓬术、肉桂、干姜。胸腹胀满，多是伤食，二陈加丁香；不应，加人参、炮姜、泽兰、藿香，或抵圣散亦佳。如寒，理中汤加藿香。

呃逆者，胃寒所生，产后气血俱虚，风冷搏气而逆上，乃胃气虚寒之极，最为恶候，理中加丁香。古方，以丁香、豆蔻、伏龙肝为末，用桃仁、吴茱萸煎汤，调下一钱匙，如人行五里再服；未应，急投参、附，迟则不救。

（产后下痢）一者因产后脐腹受冷，饮食不化，腹痛恶露不行，理中汤为主。白，加吴萸、木香；赤，加桂心、茯苓。

（产后下痢）一者因产后误食生冷，或临产饮食过度，产后泄泻下痢，亦宜理中汤。白，加枳实、茯苓、厚朴、木香；赤，加香附、炮楂熬糖；虚，加人参、肉桂。

有产后腹痛，服上药不应而喜温喜按者，属虚属寒。寒，则理中加肉桂、当归；虚，则《金匮》当归生姜羊肉汤。随证加增，神验。

（产后泄泻）其致泻之由虽异，一皆中气虚寒，传化失职之患，并宜理中汤为主。食，加枳实、山楂；水，加桂心、茯苓；虚，加桂、附、倍参；寒，加桂、附、倍姜，久泻肾虚，加桂心、熟附；瘀结不行，加炮楂、归身。

凡霍乱吐泻，手足逆冷，喜饮热汤者，理中汤。

（寄生虫病）田氏云：虫痛啼哭，俯仰坐卧不安，自按心痛，时时大叫，面色青黄，唇色兼白，目无精光，口吐涎沫也。若因胃冷即吐，理中汤加炒川椒、乌梅，或送乌梅丸尤妙；若中气虚而虫不安者，但补脾胃自安；冬月吐虫，多是胃气虚寒，白术散加丁香、乌梅。

禀气素虚不胜攻击者，理中加黄连、茯苓、萹蓄，或一味萹蓄浓煎日服，以其能利小便也。（《张氏医通·卷十一·婴儿门上》）

（痘疮）泻利呕逆者，理中汤加木香；将欲成就却色淡者，宜助血气，芎、归、芍药、红花之类。大便秘结，内烦外热者，小柴胡加枳壳最当，或少与四顺清凉饮。

钱氏云：黑陷青紫者，百祥丸下之，不黑者慎勿下，知其所下者，泻膀胱之邪也。又云：下后身热，气温欲饮水者可治，寒战者为逆，知其脾强，土可以制水也。百祥丸太峻，宜以宣风散代之，泻后温脾，当用人参、茯苓、白术等分。

（痘疹起胀）若自利不渴者，此内虚寒，理中汤加木香。

（痘疮）泻利而呕逆厥冷，理中汤加木香。（《张氏医通·卷十二·婴儿门下》）

附方1：枳实理中汤

病似外感阴证：腹胀胃脘当脐痛，四肢与两胁拘急，膈噎不通。或涎唾；或清涕；或多溺，足下痛，不能任身履地，骨乏无力，喜睡，两丸多冷，阴阴作痛；或妄见鬼状，腰背肩胛脊膂皆病，不渴不泻，脉盛大以涩，名曰寒中，宜枳实理中加附子、肉桂、益智、草豆蔻。（《张氏医通·卷二·诸伤门》）

脉弦滑，恶心头痛，饱闷溢酸，是内伤宿食，从伤食治。或脉来涩伏，腹满烦热喘促者，是冷食结滞于内也，当与温消，枳实理中汤；审系肉食，加炮黑山楂一二钱。（《张氏医通·卷三·寒热门》）

（痞满）虚人停滞不散，心下痞，或宽或急，常喜热物者，枳实理中汤。（《张氏医通·卷三·诸气门上》）

寒气引胁下痛，枳实理中汤。戴复庵云：腹内诸般冷痛，枳实理中汤加减，作无限用。（《张氏医通·卷五·诸痛门》）

（血证）伤胃吐血，因饮食太过不能消化，烦闷强呕，因伤胃口吐血，腹中绞痛自汗，其脉紧而数者难治，枳实理中汤加丹皮、扁豆灰。（《张氏医通·卷五·诸血门》）

（泄泻）饮食入胃，辄后便完谷者，气虚也，香砂六君子或枳实理中汤。痢不纳食，俗名噤口，如因邪留胃中，胃气伏而不宣，脾气因而涩滞者，香、连、枳、朴、橘红、茯苓之属；热毒冲心，头疼心烦，呕而不食，手足温暖者，甘草泻心汤去大枣，易生姜。此证胃口有热，不可用温药，若阳气不足，宿食未消，噫而不食，枳实理中加砂仁、陈皮、木香、豆蔻，或山楂、曲、蘖之类。（《张氏医通·卷七·大小腑门》）

若胸膈饱胀，或恶食吞酸，或停恶露，至夜发热，谵语腹痛，手不可按，此是饮食所致，当用二陈加枳、术、楂肉；虚人，枳实理中加肉桂、炮楂。（《张氏医通·卷十·妇人门上》）

附方2：附子理中汤

（腹满）脾胃不温不能腐熟水谷而胀，附子理中汤。（《张氏医通·卷三·诸气门上》）

（眩晕）因虚致眩，虽定后，而常欲向火，欲得暖手按者，阳

气不足故也，附子理中汤。(《张氏医通·卷六·诸风门》)

食久窘迫，大便色白，肠鸣切痛，脉沉迟，身冷不渴，溲清，或绵绵腹痛，附子理中汤加肉果。

鹜溏者，中寒糟粕不化，色如鸭粪，所以澄澈清冷，小便清白，湿兼寒也，附子理中汤。下利清白，手足厥冷，腹痛不已，附子理中汤。

久痢虚冷滑脱，脉细，皮寒少气，畏食不能言，或时发虚热者，附子理中汤加肉桂、肉果、诃子。(《张氏医通·卷七·大小腑门》)

汗出不止，名曰亡阳，以附子理中加黄芪，外用温粉扑之。(《张氏医通·卷九·杂门》)

保元汤

【组成】黄芪蜜酒炙，三钱至六钱　人参三钱至一两　甘草炙，一钱

【用法】水煎，空心服。

【主治】营卫气血不足。(《张氏医通·卷十六·祖方》)

【方论】论曰：保元汤，即东垣所制黄芪汤也，不越人参、黄芪、甘草，性味甘温，专补中气，而能补火，故虚火非此不去。人参固内，黄芪固表，甘草解毒，借以治痘，令其内固外护，扶阳助气，使气生血附，借此载领，有回生起死之功。(《张氏医通·卷十二·婴儿门下》)

【临床运用】（积劳吐血者）气虚有热，保元汤加童便、藕汁，即有血亦无碍。

（劳倦所伤　虚中有热）久病而热不退，气短促，用保元、桂、附；烦躁、加当归、白芍、麦冬、五味。(《张氏医通·卷二·诸伤门》)

（血证）若至夜发（衄血），此因多汗，卫气大虚，不能固其营血也，当归补血汤；不效，加木香；更不效，必是血虚火旺，大剂保元汤。若误用凉血药，致瘀热内结，胸中作痛者，一味木香酒磨，顿服钱许立效。

（肌衄）血从毛孔出者为肌衄。脉数，当归补血汤；脉浮，黄芪建中汤；脉弱，保元汤；脉盛，当归六黄汤。（《张氏医通·卷四·诸呕逆门》）

吐血，脉以微细为顺，洪大为逆，血若暴涌如潮，喉中不止，脉见虚大，此火势未敛，不可便与汤药，急以热童便，或藕汁灌之，俟半日许，脉势稍缓，可进调养之剂。倘寸关虽弱而尺中微弦，为阴虚，以防午后阴火上升，上午宜服独参、保元以统其血，午后与六味丸加童便、牛膝以济其阴。服后脉渐调和，饮食渐进，肢体轻捷，面色不赤，足膝不冷，身不灼热，额无冷汗，溲便如常，虽有紫黑血块，时欲咯出而无鲜血上行，方许可治。（《张氏医通·卷五·诸血门》）

（瘰疬）痈疽脓水过多，金疮出血过多，及呕血、衄血、下血后，或虚弱人误汗、误下，气血津液受亏而致此者，大剂保元汤加芎、归、钩藤，兼生阴血，则阳火自退；不应，六君子加芎、归、钩藤，以补脾土。（《张氏医通·卷六·诸风门》）

（内障者）亦有针时见物，开封时反不见者，本虚故也，保元汤、六味丸，补养自明。

又年高卫气不固，针时神膏微出者，即与保元汤调补之。（《张氏医通·卷八·七窍门上》）

其治药蛊之病，当屏绝一切苦寒降泻、辛热升发、气味浓烈之药，只宜小剂参、芪，甘温养胃之品，庶为合宜，如独参、保元之类，以图阳生阴长之功。若虚火僭逆，稍加秋石以引参、芪之力入于阴分，为止逆下气之首药，无寒凉伤胃、夺食作泻之虞。（《张氏医通·卷九·杂门》）

（溃疡）热不止，或肿痛反甚，虚热内作也，保元汤加清心凉血之剂。

（疮疡）形瘦之人，溃疡多汗，则宜保元汤加归、芍，或生料六味加枣仁救其津液，庶免火气内燔，咽燥噎塞，烦扰喘咳之患。

大抵溃疡多汗，一切苦寒伤胃，腻滑夺食，辛热耗气之药，皆当切禁。（《张氏医通·卷九·疮疡门》）

（经水有先期而来）血热者，腹多不痛，身多热，此火也，其色必紫，脉必洪数，四物汤中川芎减半，易生地，加条芩、丹皮、香附。虚热者，四物合保元；不应，加炮姜、宣连炒黑、香附；干嗽者，逍遥散。

（经水异常者）经不调而血淡如水，宜补气血，保元汤加芎、归、肉桂、香附。腹痛，加胶、艾、延胡；虚，加姜、附。

（半产）汗不止，急用保元汤。

石顽曰：胎之长养，皆赖母之脾土输气于其子也。脾为一身之津梁，主周身之运化，在脏为土，长养万物，莫不由此。故胎之生发，虽主肾肝，而长养实关乎脾，所以治胎气不长，必用八珍、十全、归脾、补中之类，助其母气，其胎自长。多有延至十二三月而产者，观瘠薄之土，虽艺不获，得沃泽灌溉，便能成实，意可见矣。亦有妊母气血自旺而胎不长者，此必父气之屡弱，又当大剂保元专补其气，不得杂一味血药助母，则子气方得受益。复有胎气因妊母举动失措，致儿内失荣养，不能长发，仍不陨坠者，此与果实干萎在枝无异，以妊娠气血无恙，但子不得禀母气耳，非若妊娠有疾，枝伤果坠之比也。

（伤胎）临月胞水不破，血先下者，此是伤胎，非产也，大剂保元汤加当归、童便，最为得力。（《张氏医通·卷十·妇人门上》）

（胎毒）小儿初生，其身如有汤泼火伤者，皆母过食膏粱所致。母服清胃散、逍遥散，清其气血，儿亦常饮数滴。有身无皮肤而赤发热者，皆由产母胃中火盛也，用熟石膏末加珍珠粉扑之，亦有因父遗毒所致，当从霉疮毒治，夏月以儿卧蕉叶上尤良，有身无皮肤而不焮赤者，皆由产母脾肺不足也，以参、芪末加珍珠粉扑之；脾主肌肉，肺主皮毛，故知病脾肺也，子母俱服保元汤。

（汗）六阳虚汗者，上至头、下至项，乃禀赋不足，保元汤加防风、白术。（《张氏医通·卷十一·婴儿门上》）

夫痘分逆顺险法，古无有也，愚妄立之，何则？顺者吉之象，逆者凶之象，险者悔吝之象，治痘而执此三法，以观形色，验吉凶，将无施而不当也。盖痘发热三日，放标三日，起长二日，灌浆三日，收靥三日，始于见形，终于结痂，凡十四五日之间而已。是故吉不必治，治则反凶，凶不可治，治之无益，至如险者治之，则可以转危就安。夫气血盛，斯毒易解；气血损，则毒难愈。唯气血弱者，虽毒不能顿解，故必加补益扶持，使生意固乎其中，无不平矣。余尝苦心究讨，定立法式，观者幸毋以余为僭。

一二日，初出如粟，血点淡红润色，于口鼻年寿之间，先发两三点，顺之兆也。形如蚕种，紫黑干枯，于天庭、司空、印堂、方广、太阳等处先见者，逆之兆也，虽稠红润泽成个者，亦险也。圆晕成形，干红少润，险之兆也。险者毒虽犯上，其气未离，候其气血交会，保元汤加桂。

二三日，根窠圆混，气满血附，长发饱满，光洁为顺。根窠无晕，气失血散，枯死不长为逆。根窠虽圆而顶不满为险，保元汤加芎、桂。

四五日，大圆光泽，大小不一，气和血就为顺。绵密如蚕种，黑陷干红紫疱者为逆。根窠虽起，色不光洁为险，保元汤加桂、糯米。

五六日，气会血附，红活鲜明为顺，气虽旺而血不归附，灰陷紫陷，或发水疱，痒塌为逆。气弱血微，光白不荣为险，保元汤加木香、芎、归。

六七日，气化浆行，光洁饱满为顺。浆毒不行，神去色枯为逆。气血不足，不能成浆为险，急以保元汤加桂、米。

七八日，气旺血附，神全色润为顺。毒不化浆，色枯干紫为逆，发痛者可治，外剥者必死。气血少缓，毒虽化而浆不满为险，保元汤加桂、米。

八九日，浆足根化，而无他证为顺。浆不足而成外剥者为逆。浆不充满，血附线红气弱者为险，保元汤加姜、米。

十一二日，血尽毒解，气调浆足而敛为顺。气弱血凝，枯朽剥尽为逆。血尽浆足，湿润不敛，内虚为险，保元汤加苓、术。

十三四日，气血归本，浆老结痂为顺。毒未解而脱形，诸邪并作，虽结痂为逆。浆老结痂之际，或有杂证相并，不可峻用大寒大热之剂，保元汤随证加减。

论曰：保元汤，即东垣所制黄芪汤也，不越人参、黄芪、甘草，性味甘温，专补中气，而能补火，故虚火非此不去。人参固内，黄芪固表，甘草解毒，借以治痘，令其内固外护，扶阳助气，使气生血附，借此载领，有回生起死之功。或云：气血与毒同途，何专理气而不理血，殊不知气旺自能载领其血也。或曰：桂者辛物，痘出已热，而专用之何也？盖取其辛甘发散，助参、芪之力而成伟功也，今更采入痘科诸方，辅助保元汤以收图治，是以升麻汤、和解汤、四顺清凉饮等，有开济之功，故用于三日七日保元之前；解毒汤、大连翘汤、参苏饮等，有平治之能，故用于十四日前后；四君子汤、生脉散、桔梗汤、参苓白术散、四苓散等，故用于保元之间，有赞相之能。不拘日数，白螺散治痘之不收，金华散治痘后肥疮疥癣，生肌散治痘痂蚀不敛。以上诸方不过翊运保元，以济阴阳亏盈之变。治痘用药之要，始出之前，宜开和解之门；既出之后，当塞走泄之路；痂落以后，清凉渐进；毒去已尽，补益宜疏。其他虽有奇方，不合中和之道，悉皆不录。

（痘疹）凡痘色淡白，顶不坚实，不碍手，不起胀，皆属气虚，宜保元汤倍黄芪加肉桂、丁香、人乳与酒酿同服。

根窠不红不紧束，或红而散阔，以手摸过即转白，毫毛竖起，枯槁不活者，皆血虚也，保元汤加芎、归、红花及山楂以行参、芪之滞，木香以散滞气，而血自活也。

治虚痘，初发不宜轻投透表之剂，即参苏饮、人参败毒散等亦不宜用，况升麻汤等纯行升发之药乎！至于黄连、紫草，皆为切禁，唯宜保元汤为主。

（痘疹）凡气虚之证，初发身热，手足厥冷，乍凉乍热，精神倦怠，肌肉㿠白，饮食减少，睡卧安宁，清便自调，此皆虚证无疑。未见点前，用保元汤加紫苏、防风、白芷以发散之；见点后，以保元汤加川芎、桔梗以开提之；见点四五日后，仍用保元汤随证加减处治。

（痘疹见点）虽红活，太觉娇嫩，此元气不实，毒入气分，保元汤加连翘、忍冬。

若色虽光润，捺之即破，此气不足，大剂参内托散，或保元汤。

若初见点，簇簇于皮中，不现不起者，非风寒壅遏，必气虚不振。气虚不振，必气微色淡，保元汤加芎、桂。

痘未出齐而痢下赤白，此血热毒盛，兼有积滞也，黄芩汤去枣加楂、柏、防风。若痘隐不振，形色淡白者，非保元汤加桂、附不救。

（痘疹起胀）虽不白亦不红活，陷顶者，此血虚也，四物汤合保元。

若气虚有热，保元汤加连翘、木通、桔梗、忍冬。

翁仲仁云：起胀发顶虽起，而四围淡白枯涩者，属血虚；有四围虽收，起晕而顶陷者，属气虚；顶陷色白，气血俱虚，保元汤加芎、归、肉桂之类。起胀时痘上有小孔而色淡者，此腠理不密，元气开泄也，保元汤加桂；若色黑者，为火毒炽盛，又当凉血解毒，痘起其孔自密。

（痘疹灌浆）若五六日浆虽灌，而不稠浓，不圆满，或陷顶者，此为气弱不能统血，保元汤合四物加官桂。

若六七日内灌浆不满，中有不灌者，此气血不和，必变虚寒痒塌，保元汤加芎、归、芍药、白芷、糯米。

若气虚之证，用内托补药，暂起灌浆，不满而复平塌者，更用大剂保元汤加芎、归、木香、升、桂、糯米。

痘养浆时，浆不易充，而色淡白，食少便溏。此气虚也，保元汤加当归、肉桂。

痘本稠密色淡，养浆时昏睡妄言者，此血虚神无所依也，保元汤加枣仁、茯神、归、地、门冬。

养浆时喜笑不止者，此心包热甚也，保元汤加人中黄、黄连；养浆时呕哕不止，而浆不充者，土败木侮，不治之证也。

灌浆时痘色朗绽，而两臂肿痛如瓜者，此手三阳气虚而毒凝滞不散也，保元汤加桂枝、羌、防、当归、忍冬、犀角、连翘。

养浆时能食便溏，诸痘俱灌，唯正面平塌无浆，此足阳明气虚也，保元汤加官桂、芍药。

若八九朝灌浆之时，亦有浆半足而热甚，烦渴引饮不已，此津液外布而肺胃枯涸也，大剂保元汤合生脉散频进，浆满而渴自止也。

若灌浆时痛不止者，气滞也，保元汤加山楂、木香以行其滞，则痛自止。

（痘疮）若痂薄如麸，昏睡少食者，此脾胃虚也，大剂保元汤补中益气，并加穿山甲，预防发痈之患。

（痘疮）有脱痂后午后潮热脸赤，烦闷错语昏沉者，此火从虚发也，保元汤加归、芍。

丹溪云：痘疮倒黡，因真阳虚而毒气不能出者，保元汤加紫草之类；若将成就之际，却淡色者属血虚，芎、归之类，或加红花、紫草；属热，升麻、芩、连、桔梗之类，甚者用犀角。

（痘疹寒颤咬牙）痘疹咬牙寒颤，有先后之序。痘正出时，为寒邪所袭，则肌腠闭塞，不能宣达，而发寒颤，宜疏解之。

若养浆时寒颤，乃阴凝于阳，阳分虚则阴入气道而作颤，保元汤加丁、桂以温阳分。

若系表虚风寒所乘，则宜保元汤加羌、防、荆芥、连翘、木香之类。

痘未透而咬牙者，阳明胃热，宜清解之。若养浆时咬牙，乃阳陷于阴，阴分虚则阳入血道，故咬牙也，保元汤加芎、归以益阴分。

张涵高曰：痘出三四朝，便秘溺涩，烦渴壮热，痘色干红焦紫，必用凉膈散下之，后用凉血解毒调理。如八九朝，元气虚弱而痘平塌，浆色清稀，保元汤补之。有火证发渴，始终不可温补，但与凉血解毒，则浆行结疤而愈。

痘长养时烦躁者，当辨虚实。若痘顶平，淡白少神，浆不易充者，此气血不足，保元汤加归、芍、门冬。

痘疮多汗，则津液外泄，或未浆，或既靥，并宜保元汤加养血药。

有痘出平塌，淡白少神，身凉而汗者，保元汤加肉桂、当归。

（妇人痘疮）又如起发灌浆之时，经水适来，或口噤不能语者，乃血去心虚，不能上荣于舌，先与保元汤加归、地、门冬、茯神、枣仁，待其能言，后以十全大补汤加猪心血调服。

至如痘疮正在起发灌浆时，忽遇分娩，气血俱虚，十全大补倍参、芪加熟附子，以补气血，甚则大剂保元汤，更加胶、艾、姜、附，徐徐灌之。若小腹急痛，瘀血未尽，须加肉桂；胎下之后，绝无瘀血，按之急痛者，此必瘀积小腹，加炮黑山楂，以伏龙肝煎汤代水煎药，临服再加熬枯黑糖半两最妙。若切牙寒颤，腹痛作渴，手足冷身热者，此脾胃内虚，而显假热于外也，十全大补汤加熟附，服后止者吉，不止者凶。

黑痘多属血热，本为恶候，然形状多端，宜随证解救。黑而软大者，气弱毒盛也，保元汤加紫草。已上诸证，竭力图成，或可十全一二也。（《张氏医通·卷十二·婴儿门下》）

归脾汤

【组成】保元汤加白术、茯苓、酸枣仁、远志肉、当归身、桂圆肉、木香、生姜、红枣。

【主治】心脾郁结，经癸不调。（《张氏医通·卷十六·祖方》）

【临床运用】（水肿）妇人经水先断，后至四肢浮肿，小便不通，通身皆肿，此血化为水，名曰血分。此病乃七情乖违，脾胃亏损，不能统摄而成，最为难治。日用归脾汤下椒仁丸一丸，药虽峻厉，数日当效；畏而不用，有养病害身之患。

若先小便不利，后至身面浮肿，经水不通者，血为水败也，名曰水分，用归脾汤送葶苈丸七丸。其经脉不通而化为水，流走四肢，悉皆肿满者，亦曰血分。其证与水肿相类，而实非水也，归脾汤送人参丸十五丸。皆形气不足，邪淫隧道，必用此药以宣导其邪，佐以调补元气，庶药力有所仗而行，则邪自不能容，而真气亦不致于独伤矣。

石顽曰：郁证多缘于志虑不伸，而气先受病，故越鞠、四七始立也。郁之既久，火邪耗血，岂苍术、香附辈能久服乎，是逍遥、归脾继而设也。然郁证多患于妇人，《内经》所谓二阳之病发心脾，及思想无穷，所愿不得，皆能致病。为证不一，或发热头痛者有之，喘嗽气乏者有之，经闭不调者有之，狂癫失志者有之，火炎失血者有之，骨蒸劳瘵者有之，蠱疰生虫者有之。治法总不离乎逍遥、归脾、佐金、降气、乌沉、七气等方，但当参究新久、虚实选用，加减出入可也。（《张氏医通·卷三·诸气门上》）

（咳嗽）咳嗽痰中见血而脉细者，此火邪伤血分也，归脾汤。

劳心思虑，心血耗散，人每有思虑，则心火上乘，必发干咳，此为神伤，虽服药亦难取效，以归脾汤加麦冬、五味，作膏蜜收，其木香或减半，或换砂仁，另为细末，离火加入，不时滋养方妙。

（痰饮）脾中气滞，而痰中有血者，加味归脾汤去木香、远志，加牡丹皮、砂仁。（《张氏医通·卷四·诸气门下》）

（反胃）郁悒失意人，或孤寡，初起自当舒郁，逍遥散；久之必兼补养，归脾汤。

（血证）大衄血者，口鼻俱出也。此积劳伤脾所致，补中益气倍黄芪、当归；不应，归脾汤加童便、藕节。（《张氏医通·卷四·诸呕逆门》）

（吐血）劳心太过，吐血不止，归脾汤去木香，加门冬、阿胶。（《张氏医通·卷五·诸血门》）

（心悸）血虚者，由阴气内虚，虚火妄动，归脾汤加丹参、麦冬。

（心悸）有真心跳，乃血少，非惊悸也；又或梦中如堕岩崖，或睡中忽自身体跳动，此心气不足也，归脾汤下朱砂安神丸。

（健忘）思虑过度，病在心脾者，归脾汤。挟虚痰者，加姜汁、竹沥。（《张氏医通·卷六·神志门》）

（癫病）因思虑而得者，先与稀涎散，后用归脾汤加辰砂末调补之。

（瘈疭）体倦神昏不语，脉迟缓，四肢欠温者，脾虚生风也，归脾汤加钩藤、羌活。（《张氏医通·卷六·诸风门》）

（鹤膝风证）少寐惊悸者，归脾汤。（《张氏医通·卷六·痿痹门》）

（淋证）心脾血虚，归脾汤、辰砂妙香散选用。

（淋证）劳于脾者，补中益气加车前、泽泻；劳于肾者，六味丸加麦冬、五味。

（淋证）有因思虑成淋者，归脾汤和五苓散并进。（《张氏医通·卷七·大小腑门》）

（茧唇）妇人郁怒，肝脾受伤，多有此证，逍遥、归脾、小柴胡选用。（《张氏医通·卷八·七窍门上》）

（疮疡）脾虚郁滞，归脾汤。（《张氏医通·卷九·疮疡门》）

（心汗）别处无汗，独心胸一片有汗，此思伤心也，其病在心，名曰心汗，归脾汤倍黄芪，或生脉散加当归、枣仁，猪心汤煎服。（《张氏医通·卷九·杂门》）

（月经先期而至者）脾经郁滞者，归脾汤。

（崩漏）脾经郁火，归脾汤加山栀。

（妇人血崩而心痛）若心脾血弱，或郁结伤血，用归脾汤调补之。

（经闭不行）血枯经闭，四物加参、芪、肉桂，切禁桃仁、红花；因郁火者，逍遥、归脾间服。

黑瘦者多血枯，四物加参、芪、香附、丹皮。

（郁证寒热）治宜开郁理气，其经自调，逍遥散加无灰酒、竹沥，名酒沥汤，专主尼寡寒热；肥人，用越鞠合二陈最宜。若兼怒动肝火而发热，佐以小柴胡加减；若兼郁结伤脾而寒热，佐以归脾汤。此证多兼经候不调，当审缓急治之。

妇人胎前产后颤振瘛疭，逍遥、归脾、小柴胡、补中皆可选用。

（蓐劳）脾虚血弱腹痛，月经不调，归脾汤倍木香。

（产后经行异常）若兼郁火伤脾，归脾汤加丹皮、山栀。

（结核）若时消时作，此气滞而痰结也，用归脾、六君二汤以调和脾胃之气，外用一味香附末，唾调作饼艾灸，干即易之，勿令伤肉，常灸自消。（《张氏医通·卷十·妇人门上》）

（阴疮）湿痒者，归脾汤加山栀、柴胡、丹皮。

（阴疮）然旋治旋发，如菌蒂生虫，不腐不止，又有交接时辄出血作痛，此肝伤而不能藏血，脾伤而不能摄血也，多用加味逍遥散加肉桂，或归脾汤下加减八味丸自愈。（《张氏医通·卷十一·妇人门下》）

（痘疮）若痂不落，反见昏沉不省人事者，此脾胃虚也，归脾汤。（《张氏医通·卷十二·婴儿门下》）

十全大补汤 《局方》

【组成】保元汤加白术、茯苓、熟地、当归、川芎、白芍、肉桂、姜、枣。

【主治】营卫气血俱虚。

【方论】和剂十全大补，虽本保元，而实四君、四物、黄芪建中三方合成。因饮食劳倦，而致烦热，肌肉消瘦者宜之；若房劳伤精，思虑伤神，阴虚火旺，咳嗽失血者误用，反致阴火上乘，转增其剧也。又古方十全大补无黄芪、肉桂，多沉香、木香，此则专开脾胃之郁尔。（《张氏医通·卷十六·祖方》）

【临床运用】（中风后口眼㖞斜）凡口之歪，灸地仓；目之斜，灸承泣。苟不效，当灸人中。夫气虚风入则为偏，上不得出，下不得泄，真气为风邪所陷，故宜灸。经曰：陷下者灸之。至于用药，宜润燥，则风自息。古法用大秦艽汤，今改用十全大补，尤妥。

（中风后语言謇涩）血弱舌痿不能言，手足不能举，十全大补汤。

（中风后语言謇涩）血衰心失滋养，语言不出，叩之不应，十全大补加菖蒲、远志。

（中风后）半身不遂而多汗神昏，痰涎上涌者，大剂参、芪，补中益气、十全大补、人参养营、大建中选用。

酒客辈多湿热人，兼房劳汗出中风，下体多汗，不能劳，衣常濡，口干善渴，十全大补加熟附、防风、黄柏、泽泻。（《张氏医通·卷一·中风门》）

（喑）亦有叫骂声嘶而喉破失音者，十全大补汤。（《张氏医通·卷四·诸气门下》）

（小腹痛）有妇人经行之时，交合受伤，时时不净而少腹满痛者，此冲脉受伤也，十全大补汤倍用肉桂。若有块绞痛，喜热按，此气血虚而有瘀积也，当归生姜羊肉汤加肉桂、吴茱萸、茯苓、芍药；不应，加人参。又有本来下元虚人，勉力劳役而致受伤，蓄血小腹满痛者，此肝经受伤，其满必偏见于左旁也，调肝散、代抵当丸，审微甚选用可也。然亦有右旁偏满者，此必饱食奔驰，脾阴下溜，食积痰腻留结也，当于积滞门求之，其臭毒腹痛呕逆，另详杂门。

东垣云：肩背痛不可回顾，此手太阳气郁不行也，以风药散之，通气防风汤；若面白脱色，短气者勿服，宜逍遥散加人参；火郁热盛，东垣升阳散火汤；形气虚甚，十全大补汤。

（肩背痛）有素虚人及病后房劳后，妇人产后，经行后，心膈间痛，或牵引乳胁，或走注肩背痛，并宜十全大补随证加减。

臂痛为风寒湿所搏，或因饮液流入，或因提挈重物，皆致臂痛，有肿者，有不肿者，除饮证外，其余诸痛，并宜五积散、蠲痹汤选用，虚人必加人参以助药力。

挈重伤筋，以致臂痛，宜和气调血，十全大补汤。

（大股痛）痛而喜按者，肝肾虚寒而湿气痹着也，四斤丸二方选用；痛不可按者，败血也，川芎肉桂汤或舒筋三圣散，酒调服；妇人产后多有此证，宜加穿山甲、桃仁；虚人，十全大补汤加附子、穿山甲。

肾脏阴虚者，则足胫时热而足跟痛，六味丸加龟板、肉桂；阳虚者，则不能久立而足跟痛，八味丸；挟湿者，必重着而肿，换骨丹、史国公药酒；肥人湿痰流注，导痰汤加木瓜、萆薢、防己；虚人，用补中益气、十全大补汤，并少加附子为引。

遍身皆痛如劳证者，十全大补去白术、熟地，加羌活、附子。

（头摇）若老人及病后辛苦人，因气血虚，火犯上而鼓动者，

十全大补汤、大建中汤并加羌活。(《张氏医通·卷五·诸痛门》)

吐血发渴，名曰血渴，十全大补汤，或生脉散加黄芪、煨葛根、枇杷叶，量胃气虚实用之。

下血久而不已，面色痿黄，下元虚惫者，四君子加黄芪、归、芍，下断红丸；虚甚，十全大补汤去茯苓，加防风。(《张氏医通·卷五·诸血门》)

(鹤膝风证) 发热恶寒者，十全大补汤。(《张氏医通·卷六·痿痹门》)

血虚之人发痉，或反张，或只手足搐搦，或但左手足动摇，十全大补汤加钩藤、蝎尾。

小儿吐泻之后，脾胃亏损，亦多患之 (瘈疭)，乃虚象也，无风可逐，无痰可消，当大补脾土为急。若阳气脱陷者，补中益气加姜、桂；阳气虚败者，十全大补汤加姜、附，亦有得生者。(《张氏医通·卷六·诸风门》)

(脱肛) 老人虚人，用力过度而脱者，十全大补汤。(《张氏医通·卷七·大小腑门》)

(目泪不止) 产后悲泣太过者，十全大补加川椒、细辛。

唇淡为脱血，宜十全大补辈。唇赤中带黄色，为脾热，黄芩芍药汤。(《张氏医通·卷八·七窍门上》)

病余气血俱虚而汗，服诸止汗药不应，用十全大补汤半剂，加熟枣仁五钱；若胸膈烦闷，不能胜阴药者，生脉散加黄芪二钱，当归六分，熟枣仁三钱，一服即验。

脾胃湿蒸，傍达于四肢，则手足多汗；热者，二陈汤加川连、白芍；冷者，理中汤加乌梅；弱者，十全大补去芍，加五味子。

夏月止半身出汗，皆气血不充，内挟寒饮所致，偏枯及夭之兆也，大剂十全大补、人参养荣、大建中辈加行经豁痰药治之。(《张氏医通·卷九·杂门》)

(溃疡) 脓溃肿痛，或发寒热者，气血虚也，十全大补汤。

(溃疡) 热退而肌肉不生者，气血俱虚也，十全大补汤。

（疮疡）气血俱虚，十全大补汤。

（疮疡肌肉不生）脓水清稀，气血虚也，十全大补汤。

（疮疡发热不止）脓血多而热者，阳无所附也，十全大补汤。

（疮疡小便不通）寒热往来，气血虚也，十全大补汤。（《张氏医通·卷九·疮疡门》）

（月经先期而至者）脾经血虚者，十全大补汤。

经水不止，如左尺按之空虚，是气血俱脱；轻手其脉数疾，举之弦紧或涩，此是阳脱阴亡；或见热证于口眼鼻，或渴，是名阴躁，阳欲先去也，急用大建中汤，或十全大补送肾气丸以补命门之下脱。

（失血心痛）若小腹中有块而按之作痛，血色红紫，中有结块，为瘀血不散，先用失笑散，后与十全大补峻补之。

娼妓本无经闭之理，间或有之，劳也，十全大补中肉桂可用二三钱。

五色带下，十全大补汤加熟附、龙骨、赤石脂、禹余粮，酒丸服。

（半产）发热烦躁肉𥆧筋惕，十全大补汤。

阴门不闭者，十全大补倍参、桂补敛之。

产后口眼㖞斜等证，当大补气血，十全大补下黑龙丹；肥人，佐以痰药，如星、半、木香之类。

产后发痉，因去血过多，元气亏极，或外邪相搏，或阴火内动所致，故伤寒汗下过多，溃疡脓血大泄，多患此证，须大补气血，或保无虞，若攻风邪必死。其证牙关紧急，腰背反张，四肢抽搐，两目连劄，十全大补。有汗，加炮姜。多汗，加附子；不应，并加姜、附倍人参，多服始应。尝治大虚之证，服参、芪数斤，附子数枚方应，若汗拭不及，两手摸空者不治。

（产后瘛疭）若肝经血虚，逍遥散加钩藤；阳气虚败，十全大补加姜、附、钩藤钩。

产后颤振，乃气血亏损，虚火益盛而生风也，切不可以风为治，急用十全大补，温补气血为主。如小产后半身肉颤，半身汗出，亦宜上法。

（产后多汗）因外感而汗者，黄芪建中汤。气血俱虚，十全大补汤；不应，加附子。若汗多不止，必发柔痉，尤当前药。

半身汗出，昔人用二陈合四物，治多不效，以血药助阴，闭滞经络也，此属气血不充，而有寒痰留滞，非大补气血，兼行经豁痰不效，宜十全大补、人参养荣加星、半、川乌。肥人多加豁痰行气药，瘦人气血本枯，夭之征也。

产后麻瞀，宜生血补气，十全大补汤。

（头痛）若误作伤寒发汗，致经脉抽搐，手足厥冷而变为痉，又当十全大补为主。

产后腰痛者，因产劳伤肾所致，十全大补汤加附子。

（妇人流注）憎寒畏寒，阳气虚也，十全大补汤。

（妇人流注）凡溃而气血虚弱不敛者，十全大补煎膏服之；久溃而寒邪凝滞不敛者，豆豉饼灸散之；其溃而内有脓管不敛者，用药腐化之。若不补气血，不节饮食，不慎起居，不戒七情，或用寒凉克伐，俱不治。（《张氏医通·卷十·妇人门上》）

大凡汗多亡阳，必至角弓反张、颈项痉强，用十全大补，多有生者。（《张氏医通·卷十一·婴儿门上》）

（虚痘）至八九日间无他凶证，十全大补汤倍桂。

（痘疹见点）若色如麸壳无水气者，此气血俱虚，急用十全大补加烧人矢治之，能变红润含水者可治，否则危矣。

（痘疮）又有先因皮薄破损，多用补药，重复灌浆而发热不靥者，此正气得补，驱邪为脓，然正气终为邪克，不能逼邪成痂，十全大补汤。

（痘疮）若发痒剥去痂皮，或出血，或无血，仍复灌浆如疮疥者，此血热气虚，十全大补汤去桂加红花、紫草、牛蒡子；不愈，名痦蚀疮；出血不收者，名阳疮，俱危。

（痘疮）有脱痂后自汗不止，瘢痕色淡而手足清者，气虚也，十全大补汤。

（寒颤咬牙）二证并作于吐泻后者，邪正交攻，气血俱虚之候，十全大补汤。单见且凶，况并见乎？

痘前渴者，宜清金利水；痘后渴者，当大补元气。

（痘疮）若手足忽然拘挛，不能屈伸者，此外感风、寒、湿三气，勿用发散耗血之药，十全大补汤，用桂枝、苍术；骨节痛，加羌、防。

（妇人痘疮）又如起发灌浆之时。适遇经行，三四日不止，必难起发灌浆，或平塌，或灰色，或黑陷，急用十全大补汤加熟附，使起发灌浆，或出赠痘为吉。若寒颤切牙喘满者为内脱，不治。

至如痘疮正在起发灌浆时，忽遇分娩，气血俱虚，十全大补倍参、芪加熟附子，以补气血，甚则大剂保元汤，更加胶、艾、姜、附，续续灌之。若小腹急痛，瘀血未尽，须加肉桂；胎下之后，绝无瘀血，按之急痛者，此必瘀积小腹，加炮黑山楂，以伏龙肝煎汤代水煎药，临服再加熬枯黑糖半两最妙。若切牙寒颤，腹痛作渴，手足冷身热者，此脾胃内虚，而显假热于外也，十全大补汤加熟附，服后止者吉，不止者凶。（《张氏医通·卷十二·婴儿门下》）

补中益气汤

【组成】内伤中气下陷，下元虚者禁用。

【主治】保元汤本方参、芪、甘草减半，加白术一钱，当归、橘皮、柴胡各八分，升麻五分。

【加减】劳感寒，加羌活、姜、枣。冬，加桂枝；春，加香豉、葱白。（《张氏医通·卷十六·祖方》）

【临床运用】（中风后）半身不遂而多汗神昏，痰涎上涌者，大剂参、芪，补中益气、十全大补、人参养营、大建中选用。

（中风后）脉细小无力，而四肢不用者，土不及也，当补其气，补中益气汤随证加减。

（中风后）十指并而麻瞀，乃气虚风袭，补中益气去白术、当归、橘皮，加白芍、五味。麻瞀体软，痒起白屑，乃脾气不荣，补中益气加地黄、芍药。风湿相搏，手足麻痹者，《千金》排风汤。手足麻瞀，膈塞体痛，寒热眩晕，风成为寒热也，《千金》解风散。

（中风后）虚风伤卫而汗出者，黄芪建中汤。阳气虚者，加附子，若兼寒热者，小柴胡汤；气虚，补中益气汤。

（中风后）脾虚下陷而膀胱不约者，补中益气汤加益智。（《张氏医通·卷一·中风门》）

疰夏病，属阳虚元气不足，宜补中益气加半夏、茯苓。

病似外感阳证：头痛大作，气高而喘，身热而烦，上气鼻息不调，四肢困倦不收，无气以动，无气以言；或烦躁闷乱，心烦不安；或渴或不渴。心火上炎克肺经则渴，血脉中有湿则不渴。或表虚不任风寒，目不欲开，口不知味，气口脉大于人迎两三倍，但急大而时见一代，此内显脾气不续之脉也，补中益气汤；若有宿食，则右关独沉而滑，枳术丸。

有因劳役辛苦，肾中阴火沸腾，后因脱衣或沐浴歇息于阴凉处，其阴火不行，还归皮肤，腠理极虚无阳，被风与阴凉所遏。以此表虚不任风寒，与外感恶风相似，其证少气短促，懒于言语，困弱无力，不可同外感治，补中益气加紫苏、羌活，甚者加桂枝最当。

若大便燥结，小便不利，或平常见此证，此清气下陷，补中虽数帖无妨。如热甚不去者，甘草少故也。如用补中，汗少肺气不开，加用黄芪；汗多里气不守，加用人参；热不退，加用甘草；脐以下无汗，加酒黄柏三分；浑身拘急作胀，系风寒，宜加羌、防；但作胀不拘急，为内寒，宜加附子；内伤大便闭者，补中加苏子、枳壳、杏仁；小便不利，加牛膝；汗多，加白芍减升麻；口干，加煨葛根、五味子；无汗，加用升麻。久病而热不退，气短促，用保元、桂、附；烦躁、加当归、白芍、麦冬、五味。大便欲去而不去，或着而不出为气虚，了而不了为血虚，俱宜补中。气虚，加用人参。（《张氏医通·卷二·诸伤门》）

痢后发疟，邪从少阳循经外泄也，小柴胡去黄芩加桂枝，或补中益气倍升、柴，升散则愈。

（疟疾）劳役所伤，饮食失节成疟，则虚弱自汗，补中益气加半夏。疟疾自汗日甚，不能止，此表虚不能卫护也，人参实卫，加桂枝。

形盛气虚人多湿痰，发则多恶寒，日久不已，脉软而沉带滑，用补中益气加苓、半，兼用熟附子二三分。

疟发已久，遍治无功，度无外邪，亦无内滞，唯人参一两，生姜一两，加桂枝少许。冬月无汗，稍加麻黄，发前五更时服，温覆取微汗必止。甚者连进三日，无不愈者，愈后亦易康复。如在贫家，人参减半，合白术五钱代之。此方不特虚人久疟，治三日疟更宜，夜发则加当归、首乌，无不应手取效。然发于严冬之时，有屡用此方，及补中益气不效者，必待仲春，仍用前药加桂枝汗之即愈。

若元气下陷，日发渐晏者，补中益气汤大剂参、术、姜、枣为治，如常山、槟、山甲、草果，皆为戈戟矣。

夜疟，俗名鬼疟，此邪入血分，宜升散血脉之邪，《千金》内补建中加升、柴、生首乌。脾胃素虚人，补中益气加首乌、桂枝、芍药。

痢后发疟，邪从少阳循经外泄也，小柴胡去黄芩加桂枝，或补中益气倍升、柴，升散则愈。

疟母者，顽痰挟血食而结为癥瘕，鳖甲煎丸，或小柴胡加鳖甲、蓬术、桃仁，俱用醋制。其鳖甲用栗灰汤煮糜烂入药，尤效，此《金匮》法也。病气俱实者，疟母丸。虚人久疟，时止时发，芎归鳖甲饮；不应，脾虚也，急用补中益气加鳖甲。

（病寒热）脉缓弱，或气口虚大，按之无力，兼见倦怠、手心热，是内伤元气证，补中益气汤加桂、附二三分，以行参、芪之力，且益阳气也。

脾病则血气俱不宁，寒热往来，无有休息，故脾病如疟状也。元气虚人，遇劳即发寒热，此元气下陷之故。或劳力而发寒热，腿缝中结核作痛，谓之劳发，俱宜补中益气汤。（《张氏医通·卷三·寒热门》）

（痞满）天地不交而成痞，此脾之清气不升而下溜，胃之浊气不降而上逆，当用补中益气加猪苓、泽泻。盖升麻、柴胡从九地之下而升其清气，猪苓、泽泻从九天之上而降其浊气，即所以交痞而为泰矣。(《张氏医通·卷三·诸气门上》)

凡内伤气虚不能上输于肺，而时嗽时止，其人黄白少神，脉亦虚微少力，补中益气去升麻，加煨葛根、麦冬、五味；或兼肾水不足，前汤送下都气丸。

若痰中微有少血，或血丝，此肝血伤也，补中益气去升麻，加白芍、丹皮。

(咳嗽) 胃气虚者，补中益气或五味异功，并加山栀。

大肠咳，补中益气汤去升麻加桔梗。(《张氏医通·卷四·诸气门下》)

(中酸) 郁火，连理汤；不应，补中益气加木香、炮姜，送佐金丸。中气虚寒，必加附子，或附子理中汤，无有不愈。

(关格) 劳役后气虚不运者，补中益气汤加木香、槟榔。

(血证) 大衄血者，口鼻俱出也。此积劳伤脾所致，补中益气倍黄芪、当归；不应，归脾汤加童便、藕节。

内伤劳役之人，喘嗽面赤，发热头痛而衄，此肺经气虚，失护卫之职，致心包火炎，经脉热甚，故行清道，当归补血汤加薄荷、荆芥；不应，补中益气倍黄芪，慎不可用辛热之药；兼有风寒，小建中加葱、豉。

(霍乱) 有痰积泄利不止，甚则呕而欲吐，利下不能饮食，由风痰羁绊脾胃之间，导痰汤加羌防。泻属脾，宜升胃，补中益气汤；吐属胃，宜醒脾，六君子加香砂；吐泻并作，宜升胃醒脾，二汤各半和服。(《张氏医通·卷四·诸呕逆门》)

(九窍出血) 若因劳伤者，补中益气倍参、芪，或胎发灰、大蓟汁，人参汤调服；或血余灰，每服二钱，以茅根、车前草煎汤调下。(《张氏医通·卷五·诸血门》)

若时行疫疠之时，患头重者，败毒散加苍术、藁本；内伤元气，头重气乏，补中益气加苍术、蔓荆子。

(面痛) 有老人过劳，饥则面痛，补中益气加芩、栀、连翘、鼠粘、黑参。

（肩背痛）寒热少气不足以息而肩痛，小便遗失者，补中益气加门冬、五味。

或观书对弈久坐而至脊背痛者，补中益气加羌、防。

阳虚者，两足浮肿无力，大便泻，小便短少，痛不能动，左尺虚大，或两尺浮迟，脾与命门俱虚，先用补中益气加桂、附，后用八味丸。

（周身痛）内伤劳倦，兼风湿相搏，一身尽痛，补中益气加羌、防、藁本、苍术。

头痛耳鸣，九窍不利，肠胃之所生，或劳役动作则痛，此气虚火动也，补中益气加川芎、蔓荆子。

烦劳则头痛，此阳虚不能上升，补中益气加蔓荆子。

若时行疫疠之时，患头重者，败毒散加苍术、藁本；内伤元气，头重气乏，补中益气加苍术、蔓荆子。（《张氏医通·卷五·诸痛门》）

着痹，用除湿蠲痛汤；不应，用补中益气加熟附子、羌活、苍术、黄柏。

（麻木）脉微弱，或弦大无力，病久体羸者，属气虚，补中益气加熟附子一片，夏月对生脉散或清燥汤。

（鹤膝风证）月经过期者，补中益气汤。（《张氏医通·卷六·痿痹门》）

小儿吐泻之后，脾胃亏损，亦多患之（瘛疭），乃虚象也，无风可逐，无痰可消，当大补脾土为急。若阳气脱陷者，补中益气加姜、桂；阳气虚败者，十全大补汤加姜、附，亦有得生者。

（瘛疭）热伤元气，四肢困倦，手指麻木，时时瘛疭，补中益气汤去白术，加白芍、五味。

（颤振）脾虚，补中益气加钩藤。（《张氏医通·卷六·诸风门》）

（泄泻）若老人气虚下陷，又宜风药以胜之，如补中益气加羌、防之类，或升阳除湿汤升举脾胃，所谓下者举之，湿寒之胜，以风平之是也。

（泄泻）忧思太过，脾气结而不能升举，陷入下焦而成泄泻者，逍遥散去归，加升麻、木香，或越鞠、枳术相和服；不应，用补中益气加木香。

久泻谷道不合，或脱肛，乃元气下陷，大肠不行收令而然，补中益气加诃子、肉果、五味，乌梅肉为丸，或四君子加防风、升麻。

大泻气脱而不知人，口眼俱闭，呼吸欲绝，急灸气海穴，大进参、附辈温补之，稍迟即不可救。

（便秘）脾虚不能运化，倦怠懒于言动，补中益气倍升、柴、当归，煎成调生蜜、麻油，清气一升，浊气自降；有脾虚下秘者，以此汤下麻仁丸。

有一种大便不通，腹中胀闷，求通不得，频频登厕，努力太过，虚气被挣下注，肛门里急后重，时不可忍，气逆呕恶，渴而索水，饮食不能，呻吟不绝，欲与通利，则气以下脱，欲与升提，则气以上逆，呕恶难堪，人参、枳壳、当归煎服，加陈香橼皮尤效。

（淋证）老人气虚下陷成淋者，补中益气加木通、泽泻，以升麻、柴胡升九地之阴，木通、泽泻降九天之阳，服之殊验。

有小便赤短，体倦食少，缺盆痛，此脾、肺、肾俱虚也，补中益气下六味丸，滋其化源自愈，误用渗利必危；已经分利，或病后有此，属脾肺气虚，不能施化，补中益气加麦冬、五味。

元气下陷而水道不通者，补中益气汤加木通、车前，升清以降浊也。

小便不禁而淋沥涩痛者，此真阳不固而下渗也，固脬丸；不应，用加减桑螵蛸散；昼甚者，为阳虚，补中益气加熟附子；夜甚者，为阴虚，八味丸。

有先因病淋，服利药太多，致溺不禁者，补中益气少佐熟附子。

小便频数，劳而益甚者，属脾气虚弱，补中益气汤加山药、五味。

经曰：淫气遗溺，痹聚在肾。此系热证，其证发热作渴，或时闭涩，或时自遗，或阴挺不能约制。午前小剂补中益气加黑山栀，午后大剂生料六味丸加五味子，常服自效。

（遗精）小便过多，而便后常有滑精者，补中益气汤下缩泉丸；痛而小便频数者，禁用缩泉，以益智壮火，乌药耗气，非阴虚多火人所宜。

（痢疾）利后大便秘涩，里急后重，数至圊而不能便，或少有白脓，此为气虚下陷，慎勿利之，但举其阳，则阴自降矣，补中益气汤加防风。

又有疟痢齐发，疟止而痢甚者，皆是脾胃之气虚陷所致。并宜先与黄芪建中，加木香、厚朴之类，次与补中益气加姜、桂。若服后痢减而疟作，此阳气得补而与阴争也，再与补中益气少加桂、附，助阳祛阴则愈。

凡久痢年高，与产后病后，诸疮疽及泻后作痢，慎不可用攻伐之剂，急宜醒脾崇土，补中益气加炮姜、木香；有血，加乌梅、芍药。

（休息痢）此证多因兜涩太早，积热未尽，加以调摄失宜，不能节食戒欲，所以时止时作，补中益气加肉果、木香，吞驻车丸。亦有阴虚多火，不能胜任升、柴、木香、白术者，只用驻车丸加人参、肉桂、乌梅之类；有积，可加枳实、炮黑楂肉。

痢后变成痛风，皆调摄失宜所致，补中益气加羌活、续断、虎骨。

（脱肛）产育及久痢用力过多，小儿气血未壮，老人气血已衰，故多患此疾，是气虚不能约束禁固也，大剂补中益气汤为主，升麻须用醋煮。

（脱肛）泻痢后大肠气虚，肛门脱出，不肿不痛，属气血虚，补中益气加伏龙肝；赤肿有痛，宜兼凉血祛风，加羌、防、芍药；里急下重有脓血，加木香、乌梅。（《张氏医通·卷七·大小腑门》）

（脾虚如球）谓目脾浮肿如毬也。以两手掌擦热拭之，少平，顷复如故，可见其血不足，而虚火壅于气分也，补中益气汤去升麻，加葛根、木通、泽泻。

足太阳之筋为目上纲，足阳明之筋为目下纲，热则筋纵目不开，助阳和血汤。然又有湿热所遏者，则目胞微肿，升阳除湿防风汤。真阳不能上升者，则喜暖怕亮，补中益气汤。

薛立斋云：前证若因饥饱劳役所伤，脾胃生发之气不能上升，邪害孔窍，故不利而不闻香臭，宜养脾胃，使阳气上行，则鼻通矣，补中益气加辛夷、山栀。

凡齿痛，遇劳即发，或午后甚者，皆脾胃虚热，补中益气下六味丸。

阳明经虚，面热而赤者，补中益气加熟附子二三分。（《张氏医通·卷八·七窍门上》）

（失眠）烦不得卧，诸药不效者，栀子豉汤下朱砂安神丸；不应，用益元散加牛黄；更不应，虚火用事也，补中益气汤下朱砂安神丸，间进六味丸，恒服方效。有病久余热不止，久不得卧者，六味丸滋其真阴，自然热止安卧矣。

（汗证）脾虚者，壮其中气，补中益气汤。（《张氏医通·卷九·杂门》）

（疮疡）脾肺气虚，补中益气汤。

（疮疡肌肉不生）食少体倦，脾气虚也，补中益气汤。

（疮疡发热不止）脓出而发热者，八珍加黄芪；午前发热者，阳气虚也，补中益气汤。

（疮疡小便不通）大便了而不了，脾气虚而下陷也，补中益气汤。

（疮疡作渴不止）右关脉数无力，胃虚津液短少也，补中益气汤。

痈疽溃久，疮口不收，脓水清稀，而见泄利鹜溏，皆为脾气衰弱之候，理中、补中、四柱、六柱、二神、四神，并可选用；如下痢白沫，此脾气下陷，补中益气加姜、桂、吴萸、木香之类。（《张氏医通·卷九·疮疡门》）

（月经先期而至者）劳役火动者，补中益气汤。

（产后）胁痛宜分左右，盖左属血，血藏于肝，肝伤有死血，故痛，小柴胡去芩，加丹皮、香附、薄桂、当归、童便；右属脾，脾有痰积于胁则痛，补中益气去升麻，加葛根、半夏、茯苓、枳壳、生姜；左右俱痛者属虚，补中益气加桂，下六味丸。

（经水淋沥不断）气虚下陷，小腹喜温按者，四物加参、术、黄芪、升麻、陈皮。月水至老不断，必成淋证，补中益气，或八珍并加香附、细辛，仍须戒气，方可治疗，否则崩淋难治也。

（崩漏）临经欲行，先寒热往来，两胁急缩，兼脾胃证见，或四肢困热，烦不得眠，心中急，补中益气加茯苓、芍药，大补脾胃而升降气血，可一服而愈。

脾胃虚陷者，补中益气加酒炒白芍。

或先贵后贱，先富后贫，心气不足，其火大炽，旺于血脉之中，形质肌肉颜色似不病者，此心病也。经水不时而下，或适来适断，暴下不止，治当先说恶死之言劝谕，令惧死而心不动，以补中益气下安神丸，补养脾胃，镇坠心火；更以人参养营，补阴制阳，经自止矣。

（崩漏）去血过多，虚劳发热有痰者，补中益气加苓、半；有热，少加芩、连；腹痛，加乌药、桂心；口干，去升麻，加煨葛根。

妇人血崩而心痛甚，名曰失血心痛。心主血，心脾血虚，无以荣养，故痛如刀刺，崩甚则痛甚，崩缓则痛缓。若小产去血过多而心痛甚者亦然。右小腹喜按而下淡色血水，为阴血耗散，先用乌鲗骨炒为末，醋汤调下收敛之，次与补中益气汤升提之。

白淋者，起于郁，多属虚寒，小腹不疼，与去血过多空痛者，俱宜人参养营汤，香附不可缺，或补中益气汤下归附丸；如痛者，四乌汤。白淋变为黄水，将成血淋，八物汤加减。

（血淋）去多不痛，善饮食者，八物汤加芩、连，或补中益气加黄柏。如饮食少进者，芩、连、黄柏禁用；若少腹痛而脾胃不实，或痛而欲得按者，八珍汤加胶、艾，或逍遥散加熟地、胶、艾。

（泄泻）经行时先泄泻者，此脾虚也。脾统血而恶湿，经水将动，脾血先注血海，然后下流为经。脾血既亏，不能运行其湿，所以必先作泻，补中益气加炮姜；有热，兼黄连；若饮食减少，六君、理中选用。

（带下病）阳气下陷，补中益气汤；湿热下注，加苓、半、苍术、黄柏。

（胎漏下血）脾胃虚陷，补中益气倍升、柴；风热，加防风、黄芩。

东垣云：妇人分娩，及半产漏下，昏冒不省，瞑目无所知觉。盖因血暴亡，则心神无所养，心包络火上炽，故令昏冒。火胜其肺，故令瞑目不省人事，慎不可用寒凉泻火之药。盖瞑目之病，悉属于阴，即如伤寒郁冒，得汗而解，必当补而升举之，古法用全生活血汤，其间风药庞杂，而无阳生阴长之功，宜补中益气加门冬、五味，或大剂独参汤尤妥。血若暴下，是秋冬之令太旺，今举而升之，助其阳则目张而神不昏矣。

（妊娠痢下）若月数将满，胎压膀胱，每多溲便频数，转胞胀闷之患，切禁利水伤津，急与开提自通，但须察其脉无过旺过硬之形，便宜补中益气，稍加泽泻、车前以升清降浊，投之无不辄应。非特妊娠为然，即平人久痢，津液大伤而溲涩不通者，亦宜上法也。

（子淋）若因劳役所伤，或食煎煿，小便带血，此血得热而流于脬中，补中益气加丹皮、栀子。

薛氏云：若脬中有热，加味逍遥散；脾肺气虚，补中益气汤加益智仁；肝肾阴虚，六味丸。孕后有水从阴户出不止者，《千金》鲤鱼汤加肉桂、人参。

（子淋）若脾气下陷，及劳动脾火，补中益气加茯苓、车前。

（妊娠吐衄）气不摄血，补中益气去升麻，加煨葛根。

腰腹背痛，是因劳伤损动，痛不止，多动胎气，补中益气加续断、杜仲。

子宫不收者，补中益气加酒炒白芍一钱，肉桂五分，补而举之，或助以外治之法，如蓖麻子贴顶心之类。

（产后寒热）若寸口脉微为阳气不足，阴气上入阳中而恶寒，补中益气汤加姜、枣发越之。

或有产后一月半月，感犯风暑而疟，小柴胡、补中益气选用。

恶露已净，痢久不止，腹痛后重，补中益气升举之。大抵产后下痢，唯宜顾虑元神，调和血气，则积滞自下，恶露自行，非若妊娠之有胎息，难于照顾也。

（蓐劳）气虚头晕，补中益气倍用归、芪。

产后小便数，乃气虚不能制水，补中益气加车前、茯苓。

产后遗尿不知，乃气虚不能统血也，补中益气汤。

产后五脏皆虚，胃气亏损，饮食不充，则令虚热；阳气不守，上凑于头，则令头痛，补中益气加川芎、香附子。不应，加附子一片。若血虚，四物加参、术。

（产后）胁痛宜分左右。盖左属血，血藏于肝，肝伤有死血，故痛，小柴胡去芩，加丹皮、香附、薄桂、当归、童便；右属脾，脾有痰积于胁则痛，补中益气去升麻，加葛根、半夏、茯苓、枳壳、生姜；左右俱痛者属虚，补中益气加桂，下六味丸。

（产后）若泄泻腹痛后重，补中益气加木香、炮姜。

（产后泄泻）若小便混浊如泔，或大便中有白沫如肠垢者，乃元气下陷之故，并宜补中益气加桂、苓、炮姜升举之；或臭水不止，加蕲艾、香附、吴茱萸；若兼瘀结不通，腹胀喘急，神丹不能复图也。

（产后血崩）脾虚不能摄血，补中益气汤。

（妇人流注）食少体倦，脾气虚也，补中益气加茯苓、半夏。（《张氏医通·卷十·妇人门上》）

（阴疮）肿闷脱坠者，补中益气加山栀、丹皮，佐以外治之法可也。（《张氏医通·卷十一·妇人门下》）

（疟疾）治法，不离疏风消导豁痰，如小柴胡随证加减。多寒，则加羌活、桂枝；多热，则加橘皮、枳实；泄泻，则加厚朴、神曲；呕吐，则加橘皮、枳实；下血，则加枳实、黄连；发搐，则加钩藤、羌活；昏睡，则加茯苓、泽泻；脾虚，则补中益气加桂枝；胃虚，则六君子加草果；夜发，则加当归；日晏，则加升麻。若痢后疟，疟后痢，与夫三日疟，及久疟不止，俱补中益气为主；疟母，以小柴胡加鳖甲、桃仁丸服。大抵小儿肌腠疏薄，无汗者绝少，即使无汗，稍加桂枝；有汗，并加芍药，不必用知母、石膏、紫苏、羌活辈也。其有因乳母七情六淫所致者，又当以小柴胡、逍遥散之类，兼治乳母为当。

肺疳，则鼻外生疮，咽喉不利，颈肿齿痛，喘嗽气促，寒热少气，皮肤皱揭，鼻痒出涕，衄血目黄，小便混浊而频数，用加味陷胸丸以治肺，补中益气汤以生金。

（小儿腹痛）若腹痛重坠，脾气下陷也，补中益气汤加枳实。

（解颅）亦有囟陷囟填，俱属赋禀不足，或五疳久病，元气亏损，泻利气虚，脾气不能上充所致者，补中益气及十补丸。若手足并冷，前汤加姜、桂；不应，虚寒之甚也，急加附子，缓则不救。

（五软）若口软不能啮物，肉软不能辅骨，必先用补中益气以补中州；若项软天柱不正，手软持物无力，足软不能立地，皆当六味丸加鹿茸、五味，兼补中益气。二药久服，仍令壮年乳母乳哺，为第一义。

小便不利，有在气在血之分。上焦气分有火，则必渴；下焦血分有湿，则不渴。若津液偏渗于肠胃，大便泻利，而小便涩少者，五苓散加半夏、人参；若脾胃气滞，不能通调水道者，补中益气加木通、泽泻。

（脱肛）因吐泻脾虚，肺无所养，故大肠气虚下脱也，补中益气为主。若脱出绯赤，或作痛者，血虚有热也，本方加丹皮、芍药，甚则加川连，外用槐角煎汤熏洗。

若色淡不肿不痛，无血，此属气虚，只用补中益气以升举之，或加乌梅以收敛之。

目者肝之窍也，肝胆属风木二经，兼为相火，肝血不足，则风火内生，故目睛为之瞤动。经曰：曲直动摇，风之象也。宜四物汤滋其血，柴胡、山栀清其肝，阴血内营，则虚风自息，兼用六味丸以滋其源。若愈后惊悸不寐，或寐中发搐咬牙，目睛瞤动者，血虚不能荣筋脉也，补中益气倍归、芪。

（摇头便血）若清气不升，脾气下陷者，补中益气汤。

（痢）若湿热退而久痢不愈者，脾气下陷也，补中益气汤倍升、柴。

（失音）清气不升者，补中益气汤。

若吐泻后，或大病后，虽有声而不能言，又能咽物者，非失音，乃胃气不能上升，地黄丸与补中益气汤兼服。（《张氏医通·卷十一·婴儿门上》）

（痘疮灌浆）若人事清爽，饮食如常，痘无损处，补中益气汤。

（痘疮）痂落不光，淡白全无血色，疤平不满者，名蓑衣痘，元气虚寒之故，当大补脾胃，补中益气汤加桂。

（痘疮咳喘）有泻后喘者，脾气下陷，虚火上拥，下气不续也，补中益气汤。

（痘疮）亦有中气虚而不时烘热，手足时冷时热而𪖆，此清阳之气不能上升，无根之火倏往倏来也，补中益气加芍药、肉桂。（《张氏医通·卷十二·婴儿门下》）

参芪内托散

【组成】保元汤加川芎、当归、桂、白芷、防风、桔梗、木香、厚朴。

【主治】溃疡感冒风邪，痘疹触秽伏陷，及痈疽久不溃。

【加减】本方去木香名十宣散，治痘痈。（《张氏医通·卷十六·祖方》）

【临床运用】（痘疹见点）若色淡皮宽者，此元气至虚，参芪内托散。

若色虽光润，捺之即破，此气不足，大剂参内托散，

（痘疹起胀）若四五日虽见长起，颜色淡白陷顶者，此气虚也，参芪内托散加糯米。

若血气虚弱，偶为外秽所触，伏陷不发，内服参内托散，外烧胡荽、乳香辟之；触犯风寒邪秽，黑陷不起，夺命丹。

肿者吉，否者凶。肿后忽然平塌目开，此为气泄，急用参芪内托散加穿山甲、糯米。

浆满后无别变证而不回者，参芪内托散加白芍、连翘。

（痘疹灌浆）若皮薄如水疱者，虽灌不满，必有痒塌黑陷之变。

若头面稠密，身上稀少，色白不能起顶灌浆者，此血气虚少，参芪内托散，药力在上。先头面浆满，四肢不灌，前药加糯米、芍药，以牛膝下引至足。

若虽见长满，摸则皮皱，此血虚而气不相依，必难收靥，参芪内托散加糯米。

痘疮能依期灌浆结痂如螺靥为吉，若脓未满足，忽然干靥；或脓成之后，不痂破烂；或收靥之时，泄泻脓血；或空泡干枯；或发热昏愦；或切牙寒战；或手足并冷，饮沸汤而不知热，是名倒靥。由中气不足，毒从内入之故，宜参内托散、补中益气汤、保元汤选用，使破者重复灌浆，无处更出赠痘，则正气得补，复祛出毒邪也。

痘养浆时，淡白平塌，少食便溏，浆清而痒，爬搔不宁者，此脾胃虚弱，气血俱虚，虚火扰攘所致，参芪内托散，甚则陈氏木香散佐之，药不应者凶。

若收靥安好，忽然手足厥冷，此脾气虚弱，不可认作寒证，参芪内托散加桂枝。

至如孕妇出痘，最为可虑，不问轻重，悉以安胎为主。胎动不安者，四物汤加参、术、砂仁，有热证当用黄芩，必须酒炒，胎安痘出稠密，参芪内托散加紫草、归、芍。（《张氏医通·卷十二·婴儿门下》）

（肿疡）若微肿微痛或不痛，阳气虚弱也，参芪内托散。（《张氏医通·卷九·疮疡门》）

神效黄芪汤

【组成】保元汤用黄芪二钱，人参、甘草各一钱，加白芍一钱，蔓荆子二分，橘皮五分。

【主治】气虚耳目不明。

【方论】耳目之患，气虚而阴火上乘者，宜益气聪明汤；无阴火者，宜神效黄芪汤，用者审之。（《张氏医通·卷十六·祖方》）

【临床运用】痹在肌肉，神效黄芪汤。（《张氏医通·卷六·痿痹门》）

石顽曰：内障诸证，其翳皆生于乌珠里面，故宜金针拨之。拨后，用滋养之剂以助其光，如六味丸、磁朱丸之类；气虚者，佐以八珍汤、神效黄芪汤。若翳嫩不可拨者，只与用药。

目病六气不和，或有风邪所击，脑筋如拽神珠，不待转运而自蓦然察上，蓦然察下，下之不能上，上之不能下，或左或右，倏易无时，轻则气定脉偏而珠歪，如神珠将反之状，甚则翻转而为瞳神反背矣。治用姜汁调香油，摩擦目脾，及迎香、上星、风池、风府、太阳等穴。若暴起者，宜用里药，兼升补即愈，如神效黄芪汤、补中益气汤，并加羌活；风热势盛，通肝散。

瞳神反背者，因风热搏击其珠，而斜翻转侧，通肝散加全蝎、钩藤，或黄芪建中加羌、防、归身、蝎梢，虚则神效黄芪、补中益气皆可取用。或云即是瞳神发白，北人声韵相似也，盖发白即是内障，故宜金针拨之。若前所言，即神珠将反之暴者，非真反背也，安有目系内击而能反背之理？医者审之。（《张氏医通·卷八·七窍门上》）

人参固肌汤

【组成】保元汤加当归、白术、茯苓、枣仁、忍冬、连翘。

【主治】痘疮表虚，斑烂不能收靥。（《张氏医通·卷十六·祖方》）

【临床运用】痘疮灌浆满足，干靥结痂，数日之间脱尽，疤色红润如桃花色者为吉。若痂浓色苍，当落不落，乃火盛之故，宜清余热，或有半月二旬，痂皮黏着不脱，此名丁疤。或脱去痂薄，疤痕凹陷，干枯色白，或潮热发痒者，皆表虚无力收敛，发表太过所致，人参固肌汤。（《张氏医通·卷十二·婴儿门下》）

大补黄庭丸

【组成】人参一两　茯苓一两　山药二两

【用法】上为末，用鲜紫河车一具，用河水二升，稍入白蜜，隔水熬膏，代蜜为丸，空心淡盐汤下三钱。

【主治】虚劳食少便溏，不宜阴药者。(《张氏医通·卷十三·专方》)

当归芍药汤《千金》

【组成】当归三钱　芍药　人参　麦门冬去心　干地黄各半两　桂心二钱　生姜三片　大枣三枚，擘　粳米一撮

【用法】上九味，水煮，分三服。

【主治】产后烦满不安。(《张氏医通·卷十五·妇人门下》)

【临床运用】产后虚损，不时寒热，或经一二载，元神不复，月事不转，先与《千金》当归芍药汤，后与乌骨鸡丸调补。(《张氏医通·卷十·妇人门上》)

蜀椒汤《千金》

【组成】蜀椒二合，炒，去汗　芍药　当归　半夏　甘草炙　桂心　人参　茯苓各二钱　蜜一合　生姜汁半合

【用法】上十味，先煮蜀椒令沸，纳诸药，去滓，入姜汁、蜜，禁勿冷食。

【主治】产后心痛大寒。

【方论】此本《金匮》三物大建中，但饴与蜜稍变耳。(《张氏医通·卷十五·妇人门下》)

羊肉生地黄汤《千金》

【组成】羊肉一斤　生地黄二两　人参　当归　芍药各一两　桂心　芎䓖　甘草各半两

【用法】上八味，先煮羊肉，去滓煎药，分四，日三夜一服。

【主治】产后三日腹痛，补中益脏，强气力消血。

【加减】有风热，去人参、地黄、肉桂，加防风、黄芪、生姜；咳嗽，本方加紫菀、款冬、细辛、五味；腰痛，本方加杜仲、黄芪、白术、附子、萆薢。(《张氏医通·卷十五·妇人门下》)

陈氏木香散

【组成】 木香　大腹皮　肉桂　半夏　青皮炒　柴胡　人参
赤茯苓　甘草炙　诃子肉　丁香等份

【用法】 为散，每服一二钱，加姜、枣煎服。

【主治】 痘疮泄泻后，虚寒痒塌。

【加减】 自汗痒塌，去腹皮、青皮、柴胡，加黄芪、白术、糯米。（《张氏医通·卷十五·婴儿门下》）

【临床运用】（痘疹）若虽起而色白，虽灌脓而不满，虽结痂而不落，或痒塌作渴饮汤，腹痛不食，呕吐泄泻，此脾胃虚寒也，陈氏木香散以温之。其在四五日之间死者，毒气盛，真气虚而不能起发也；六七日之间死者，元气虚而不能灌脓也；旬日之外死者，邪气去，脾胃败而元气内脱也。治者但能决其死，而不知其死必本于血气亏损，苟能逆推其因而预为调补，岂断无生理哉。盖起发、灌脓、结痂三者，皆由脾胃荣养，不可妄投克伐之剂以致其夭枉也。至于大人患此，治法迥异。昔丹溪尝治一老人，初患痘，昏愦不知，亟用大补四十余剂，出痘而愈，观此可见。

（虚痘）塌陷灰白，腹胀泄泻，木香散；塌痒闷乱，腹胀渴泻喘嗽，头温足冷，寒战咬牙者，急进异功散，迟则不救。

（气虚痘诊）喘渴而泄，陈氏木香散、异功散选用。

（痘疹之气虚证）如见塌陷黑黡，多用陈氏木香、异功收功。

（痘疹之血热证）唯泄泻之后，变黑陷干红者，则从小剂木香、异功治之。

（痘疹热毒壅遏之证）若六七日外，根窠连肉通红，或紫黑干枯及青灰干白陷者，此皆气虚血燥，毒邪壅盛之故，急宜凉血解毒，兼调中气为主，切不可轻用温补，唯曾泄泻。内气暴虚而陷，则当小剂木香、异功救之。

痘养浆时，淡白平塌，少食便溏，浆清而痒，爬搔不宁者，此脾胃虚弱，气血俱虚，虚火扰攘所致，参芪内托散，甚则陈氏木香散佐之，药不应者凶。（《张氏医通·卷十二·婴儿门下》）

陈氏异功散

【组成】木香　当归身　茯苓　肉桂　肉豆蔻　丁香　熟附子　人参　白术　半夏　厚朴　橘皮等份

【用法】（上药）为散，每服二三钱，入姜、枣煎服。

【主治】痘疮灰白伏陷，大渴泄泻。（《张氏医通·卷十五·婴儿门下》）

【临床运用】（痘疹）若黑陷不食，呕吐泄泻，寒战咬牙，手足逆冷，此脾土虚败，寒水所侮也，虽在盛暑，必用六君、姜附，或陈氏异功散，以回其阳。此《内经》舍时从证之法也。

（痘疮）若痘色淡白，四肢清冷，小水清利，痢下晦淡，此水液清冷也，补中益气汤、陈氏异功散参用。（《张氏医通·卷十二·婴儿门下》）

透肌散 即人参透肌散

【组成】人参　白术　茯苓　芍药　紫草各一钱　甘草五分　蝉蜕七枚　当归　木通各六分　糯米一撮

【用法】水煎，日再服。

【主治】痘发迟作痒，大便不实。（《张氏医通·卷十五·婴儿门下》）

双和汤

【组成】熟地黄　白芍酒炒，各一钱　黄芪蜜酒炒　当归各七分　川芎　甘草炙，各四分　肉桂三分，有热，去之　生姜一片　红枣一枚，去核

【用法】水煎温服。

【主治】麻后虚羸。（《张氏医通·卷十五·婴儿门下》）

干姜黄芩黄连人参汤《玉函》

【组成】半夏泻心汤去半夏、甘草、大枣，加川黄连二钱。

【主治】胃虚客热痞满。（《张氏医通·卷十六·祖方》）

【临床运用】诸痞塞及噎膈，乃痰为气激而上，气为痰腻而滞，痰与气搏，不得流通，并宜连理汤、干姜黄芩黄连人参汤、黄连汤、诸泻心汤选用。(《张氏医通·卷三·诸气门上》)

麻之作痢，为热邪内陷，在正没或没后而痢下色白者，黄芩汤加防风、枳壳；下脓血者，白头翁汤去黄柏加防风；或因食积而滞下者，枳壳汤加楂、柏、木通；腹中作胀，时痛时止者，厚朴汤；亦有泻久而成痢者，干姜黄芩黄连人参汤。(《张氏医通·卷十二·婴儿门下》)

十味香薷饮

【组成】香薷二钱　人参　黄芪酒炒　白术　茯苓　甘草炙　扁豆　陈皮醋炒　厚朴姜制　木瓜各一钱

【用法】水煎。欲作汗热服，欲利小便冷服。

【主治】伤暑，体倦神昏，头重吐利。(《张氏医通·卷十三·专方》)

【临床运用】伤气困倦，身有微热，头重吐利，小便赤涩，十味香薷饮。(《张氏医通·卷二·诸伤门》)

六和汤

【组成】香薷二钱　人参　茯苓　甘草炙　扁豆　厚朴姜炙　木瓜　杏仁泡，去皮尖　半夏醋炒，各一钱　藿香　砂仁炒研，各六分　生姜三片　大枣一枚

【用法】水煎热服。

【主治】伤暑霍乱烦闷，喘呕吐泻。(《张氏医通·卷十三·专方》)

【临床运用】冒暑作劳，乘汗冷浴，身痹如针刺，间有赤肿处，或发水疱者，六和汤加苍术、荆、防，甚则加桂。

或问：暑用白虎、清暑、香薷等法，何以为辨？石顽曰：中暍用白虎汤，热伤形之治也；用人参白虎汤，兼伤无形之气也。中暑用生脉散，暑伤无形之气也；用清暑益气，暑伤于气兼挟风热乘虚

而伤其经也。伤暑用十味香薷，风热湿杂合而伤形气也，偏于表，则变香薷饮为消暑十全；偏于里，则变香薷饮为六和汤。此夏月鼎峙三法也。其用消暑丸者，上盛之湿泛滥而为痞满也；用益元散者，下盛之热阻滞而为溺涩也；用大顺散者，冰果内伤于脾也；用冷香饮者，冷食内伤于肾也，用来复丹者，阴气固结于下也；用五苓散者，阳气遏绝于内也。近世医人，治夏月诸病，不论虚实寒热，概用香薷饮，既开汗孔，复利水道，且克中气，况于方中必除去人参。（《张氏医通·卷二·诸伤门》）

丁沉透膈汤

【组成】五膈宽中散加丁香、沉香、半夏、草果、人参、白术、香附、砂仁、生姜、大枣。一方多青皮、陈皮、神曲、麦芽。

【用法】水煎服。（《张氏医通·卷十三·专方》）

【临床运用】（痞满）气滞痞胀，用五膈宽中散；不应，丁沉透膈汤。（《张氏医通·卷三·诸气门上》）

中满分消汤

【组成】半夏一钱　厚朴　黄连　黄柏上四味俱姜制　川乌炮　干姜炮　吴茱萸净，用开口者，炒　草豆蔻炒，研　木香　人参各五分　茯苓　泽泻各一钱五分　生姜五片

【用法】上水煎，稍热食前服，大忌房劳，生冷炙煿，酒面糟醋盐酱等物。

【主治】中满寒胀。

【加减】身热脉浮喘满，有表证，加麻黄五分；血虚至夜烦热，加归身、黄芪各五分；阳气下陷，便溺赤涩，加升麻、柴胡各三分；脾胃虚寒，饮食不磨，去黄柏，加益智仁、荜澄茄、青皮各二分。（《张氏医通·卷十三·专方》）

中满分消丸

【组成】厚朴　半夏　黄连三味俱姜汁炒　黄芩　枳实　白术二味

同拌湿，炒焦　干生姜　茯苓　猪苓　泽泻　人参各五钱　甘草炙，
一钱

【用法】汤浸蒸饼为丸，梧子大，每服百丸，食后沸汤下。

【主治】中满热胀。

【加减】脾胃气滞，食积胀满，加陈皮、砂仁各五钱。经脉湿
滞，腹皮腿臂痛不可拊者，加片子姜黄一钱。肺热气化不行，溺秘
喘渴者，加知母三钱。

【方论】东垣分消汤丸，一主温中散滞，一主清热利水，原其
立方之旨，总不出《内经》平治权衡，去菀陈莝，开鬼门，洁净府
等法。其方下所指寒胀，乃下焦阴气逆满，郁遏中焦阳气，有似乎
阴之象，故药中虽用乌头之辛热，宣布五阳，为辟除阴邪之向导，
即用连、柏之苦寒以降泄之。苟非风水肤胀脉浮，证取于表，孰敢
轻用开鬼门之法以鼓动阴霾四塞乎？热胀，用黄芩之轻扬以降肺
热，则用猪苓、泽泻以利导之，故专以洁净府为务，无事开鬼门宣
布五阳等法也。（《张氏医通·卷十三·专方》）

温胃汤《千金》

【组成】附子　当归　厚朴　人参　橘皮　芍药　甘草各三钱
干姜四钱　蜀椒一合

【用法】上九味，吹咀，以水九升，煮取三升，分三服。

【主治】胃气不平，时胀，咳不能食。（《张氏医通·卷十四》）

阿魏麝香散

【组成】阿魏五钱，酒煮　麝香一钱　雄黄三钱　野水红花子四两
神曲炒　人参　白术生，各一两　肉桂五钱

【用法】上为散，每服三钱，用乌芋即荸荠三个，去皮捣烂和
药，早晚各一服，砂仁汤过口。

【主治】肠覃诸积痞块。（《张氏医通·卷十三·专方》）

【临床运用】肠覃，阿魏麝香散。（《张氏医通·卷三·诸气门
上》）

旋覆代赭石汤 《玉函》

【组成】旋覆花二钱　代赭石煅，一钱　人参二钱　甘草炙，二钱
半夏三钱　生姜半两　大枣四枚，擘

【用法】上七味，水煎去滓，分温日三服。

【主治】胃虚噫气不除。（《张氏医通·卷十四·噎膈门》）

藿香安胃散

【组成】藿香　橘红各半两　丁香三钱　人参一两

【用法】为散，每服二钱，生姜三片，水煎温，食前和滓服。

【主治】脾胃虚弱，饮食不进，呕吐不腐。（《张氏医通·卷十四·反胃门》）

【临床运用】（反胃）食物之后，冷涎不已，随即反出，或心腹觉疼，藿香安胃散，或六君子加丁香、藿香。（《张氏医通·卷四·诸呕逆门》）

吴茱萸汤 《玉函》

【组成】吴茱萸取开口者，汤泡七次以去浊气，净，一钱　人参半钱
大枣四枚，擘　生姜半两

【用法】上四味，水煎去滓，温分日三服。

【主治】胃气虚寒，干呕吐涎沫，头痛。（《张氏医通·卷十四·反胃门》）

【临床运用】（呕吐）呕而胸满者，吴茱萸汤主之。

《伤寒论》用是方，治食谷欲呕之阳明证，以中焦有寒也。茱萸能治内寒，降逆气；人参补中益阳；大枣缓脾；生姜发胃气，且散逆止呕。逆气降，胃之阳行，则胸满消矣。此脾脏阴盛逆胃，与夫肝肾下焦之寒上逆于中焦而致者，即用以治之，故干呕、吐涎沫、头痛，亦不出是方也。

久寒胸膈逆满不能食，吴茱萸汤加桂心、半夏、甘草、小麦，酒煎服。干呕者，有声无痰，然不似哕声之浊恶而长也。胃虚浊气上逆，吴茱萸汤。胃气逆则呕苦，吴茱萸汤。（《张氏医通·卷四·

诸呕逆门》)

头痛干呕吐涎沫，吴茱萸汤。(《张氏医通·卷五·诸痛门》)

吐痰涎及绿水者，胃虚受冷也，吴茱萸汤。(《张氏医通·卷十一·婴儿门上》)

麦门冬理中汤《千金》

【组成】麦门冬去心 白术各五钱 甘草炙 茯苓各二钱 人参 橘皮心 葳蕤各三钱 芦根一握，生 竹茹一团，鸡子大 生姜四钱 陈米一合

【用法】上十二味，水煎，温分日三服。

【主治】漏气，上焦热，腹满不欲饮食，食则先呕后泻，身热痞闷。(《张氏医通·卷十四·呕吐哕门》)

泽泻汤《千金》

【组成】泽泻 半夏 柴胡 生姜各三钱 桂心 甘草炙，各一钱 茯苓 人参各二钱 地骨皮五钱 石膏八钱 竹叶一把 莼心五钱

【用法】上十二味，水煎，温服日三。

【主治】上焦饮食下胃，胃气未定，面背身中皆热，名曰漏气。(《张氏医通·卷十四·呕吐哕门》)

人参汤《千金》

【组成】人参 黄芩 知母 葳蕤 茯苓各三钱 白术 栀子姜汁炒黑 陈皮 芦根各四钱 石膏八钱

【用法】上十味，水煎，温服日三。

【主治】下焦热，气逆不续，呕逆不禁，二便不通，名曰走哺。

【方论】《准绳》多竹茹。走哺漏气，皆属火淫于内，火性急速，故得食则既吐且利，是名漏气；若得食即呕而便溺不通者，则为走哺，总是胃虚火逆所致，观麦门冬理中汤、人参汤二方可知，不可误认虚寒，轻用温补之剂也。(《张氏医通·卷十四·呕吐哕门》)

【临床运用】胸痹，心中痞痛，气结在胸，胸满，胁下逆抢心，枳实薤白桂枝汤主之，人参汤亦主之。

按：痰气结聚于胸中，胸满溢于经脉，故从胁下逆上以抢心也。二汤一以治胸中实痰外溢，用薤白桂枝以解散之，一以治胸中虚痰内结，即用人参理中以清理之，一病二治，因人素禀而施，两不移易之法也。（《张氏医通·卷五·诸痛门》）

下焦实热，其气内结，不下泌糟粕，而瘀浊反蒸于胃，故二便不通，气逆不续，呕逆不禁，名曰走哺，人参汤主之。食已暴吐，脉浮而洪，此上焦火逆也，宜橘、半、枳、桔、厚朴、槟榔、茯苓、白术，气降则火自清，吐渐止，乃以人参、芍药补之。（《张氏医通·卷四·诸呕逆门》）

人参散

【组成】人参五钱至一两　麝半分至一分　冰脑三厘至半分

【用法】为散，水煎，和滓，分二三次温服。

【主治】胃虚津枯，关格吐逆。

【加减】若瘦人津枯不能出纳而大便秘结者，即以此方去脑、麝，加芦根汁、竹茹，未尝不为合辙也。（《张氏医通·卷十四·关格门》）

【方论】此云岐子治噎膈、胃反、关格不通，九方之一，用独参汤峻补其胃，稍加脑、麝以发越其气，得补中寓泻之至诀，乃肥盛气虚，痰窒中脘，及酒客湿热，郁痰固结之专剂，以中有脑、麝，善能开结利窍散郁也。

【临床运用】（关格）有中气虚不运者，补气药中升降，先以四君子换参芦探吐，后用人参散、柏子仁汤调理。脉沉细，手足厥冷者，既济丸。（《张氏医通·卷四·诸呕逆门》）

柏子仁汤

【组成】人参钱半　白术　茯苓　陈皮各一钱，略去白　甘草炙，三分　柏子仁研，三钱　麝香一字　生姜五片

【用法】水煎，去滓，入麝调服。此云岐第二方，取用异功，加柏仁、麝香。其法稍平，而胃中津枯，大便艰涩者最宜，亦可加芦根汁、竹茹，或竹沥俱妙。

【主治】胃虚关格，脉虚微无力。(《张氏医通·卷十四·关格门》)

浚血丸

【组成】人参　白术生　赤茯苓各一两　甘草炙，四钱　半夏曲七钱，炒　浮石五钱　牡丹皮五钱　当归身四钱　桃仁三钱，干漆并炒，去漆　穿山甲三钱　桂三钱。病在胁下，用官桂；在少腹，用肉桂

【用法】为末，红曲糊丸，温酒下三钱。

【主治】肥人多年内伤，血蓄于胃，杂于痰涎，诸药不效者。

【加减】瘦人去半夏、浮石，加生地黄、蓬术，蜜丸服之。(《张氏医通·卷十四·蓄血门》)

半夏白术天麻汤

【组成】黄柏姜汁炒，一钱　干姜炮，三分　泽泻　天麻煨，切　黄芪姜汁炒　人参　苍术泔制　神曲炒　白术各钱半　半夏曲炒　橘红　麦蘖各七分　茯苓八分　生姜三片

【用法】水煎稍热，食远服。

【主治】痰厥，头痛目眩。(《张氏医通·卷十四·头痛门》)

养脏汤 《局方》

【组成】人参　白术炒焦，各钱半　肉桂　诃子肉　木香　肉豆蔻　罂粟壳蜜炙，五分

【用法】上七味，水煎，分二次服，忌生冷鱼腥、湿面油腻等物。

【主治】泄痢脓血，有如鱼脑，后重脱肛，脐腹痛。

【加减】夜起不瘥者，加附子五分；不应，加一钱。(《张氏医通·卷十四·痢门》)

温脾汤 《千金》

【组成】 大黄四钱　人参　甘草　炮姜各二钱　熟附子一钱

【用法】 上五味，水煎温服。

【主治】 积久热痢赤白。

【加减】 冷痢，去甘草，加桂心三钱，倍人参、姜、附，减大黄一钱。此本大黄附子汤加姜、桂、人参，以温中涤垢也。（《张氏医通·卷十四·痢门》）

【临床运用】 积久冷痢，少腹酸痛，结滞不爽，及下久连年不止，《千金》温脾汤；冷利，去甘草，加桂心，倍香附、人参；热利，去桂心，加大黄一钱，姜、附、人参各减一钱。（《张氏医通·卷七·大小腑门》）

黄芩汤 《外台》

【组成】 黄芩　人参　干姜各一两　桂枝三钱　大枣十二枚，擘半夏二两

【用法】 上六味，以水七升，煮取三升，温分三服。

【主治】 干呕下利。（《张氏医通·卷十四·痢门》）

【临床运用】 下利干呕者，胃虚而寒热错杂也，《外台》黄芩汤。（《张氏医通·卷七·大小腑门》）

半夏茯苓汤 《千金》

【组成】 半夏　生姜各四钱　干地黄　茯苓各二钱半　橘皮　旋覆花　细辛　人参　芍药　芎劳　桔梗　甘草各一钱六分

【用法】 上十二味，水煎服二剂。

【主治】 妊娠恶阻，心烦头眩，恶寒汗出，少食。

【加减】 便急，使服茯苓丸，令能食便强健也。（《张氏医通·卷十五·妇人门上》）

【临床运用】 停饮者，水停心下，侮其所胜，心主畏水，不能自安，故惕惕而动，半夏茯苓汤、茯苓甘草汤，或二陈汤加白术、猪苓、泽泻；有表邪挟饮，半夏麻黄丸、小青龙汤选用。（《张氏医

通·卷六·神志门》）

《千金》茯苓丸

【组成】茯苓　人参　桂心熬　干姜　半夏　橘皮各一两　白术
葛根煨　甘草炙　枳实各二两

【用法】上十味，为末，蜜和丸，如梧子大，饮服二十丸，渐
加至三十丸。日三，妊娠忌桂，故熬。

【主治】妊娠恶阻，心中烦闷，不能健运。（《张氏医通·卷十
五·妇人门上》）

【临床运用】痹在肠，吴茱萸散；痹在胞，肾沥汤。虚寒，茯
苓丸；虚寒甚者，巴戟丸。（《张氏医通·卷六·痿痹门》）

抵圣散

【组成】人参　半夏各一两　赤芍药六钱　泽兰叶四钱　橘皮三钱
甘草炙，三钱

【用法】为散，每服四五钱，水煎，入姜汁数匙，和滓热服，
日二三度，以呕吐止为效。

【主治】产后腹胁满闷呕吐。

【加减】有瘀，加炮黑山楂肉半两。

【方论】方中赤芍，性味酸寒，非产后呕吐者所宜，宜易赤茯
苓下水止呕为当，此必传写之误耳。（《张氏医通·卷十五·妇人门
下》）

钩藤饮

【组成】钩藤钩　蝉蜕　防风　人参　麻黄　白僵蚕炒天麻　蝎
尾去毒，各五分　川芎　甘草炙，各三分　麝香一分，另研

【用法】水煎，温分二三服。

【主治】脾虚伤风，身热足冷，欲成慢惊。

【方论】慢惊属脾胃亏损所致，前方乃辛温散表之药，无调补
之功，须审而用之。徐用诚云：小儿脾虚伤风，身热足冷，欲成慢

惊，用钩藤饮，然必大便实者为宜；若吐泻痰逆，身无大热，而四肢清冷，当用乌蝎六君，此汤非所宜。(《张氏医通·卷十五·婴儿门上》)

升阳散火汤

【组成】 升麻汤加羌活、独活、人参、柴胡、防风，用生甘草。

【主治】 胃虚过食寒物，抑遏阳气于脾土中，畏寒发热，火郁则发之也。(《张氏医通·卷十六·祖方》)

【临床运用】 恶寒非寒，不战而栗，从火郁治，火郁汤。若郁遏阳气于脾土，令人恶寒者，东垣升阳散火汤。(《张氏医通·卷三·寒热门》)

东垣云：肩背痛不可回顾，此手太阳气郁不行也，以风药散之，通气防风汤；若面白脱色，短气者勿服，宜逍遥散加人参；火郁热盛，东垣升阳散火汤；形气虚甚，十全大补汤。(《张氏医通·卷五·诸痛门》)

冲和顺气汤

【组成】 升麻汤加人参、羌活、防风、苍术、白术、姜、枣。

【主治】 内伤脾气，恶寒发热，食少便溏。(《张氏医通·卷十六·祖方》)

小柴胡汤 《玉函》，《千金》名黄龙汤

【组成】 柴胡三钱 黄芩 人参 甘草炙，各一钱 半夏二钱 生姜五片 大枣四枚

【用法】 水煎，去滓，温服。

【主治】 少阳受邪，往来寒热，脉弦，胁痛而呕。

【方论】 治伤寒有五法：曰汗，曰吐，曰下，曰温，曰和，皆一定之法。而少阳例中小柴胡汤，专一和解表里。少阳为阴阳交界，邪传至此，已渐向里，故用柴胡升发其邪，使从外解，即以人参挡截于中，不令内犯，更以半夏、黄芩清解在里之热痰，生姜、

大枣并祛在表之邪气，又须甘草协辅参、柴，共襄匡正辟邪之功，真不易之法，无容拟议者也。其方后加减，乃法中之法，定而不移。至于邪气犯本，胆府受病，而加龙骨、牡蛎。丸药误下，而加芒硝；屡下不解，引邪入里，心下急，郁郁微烦，而用大柴胡，为法外之法，变通无定，不可思议者也。独怪世医用小柴胡，一概除去人参，且必加枳、桔耗气之品，此非法之法，习俗相承，匿于横议者也。何怪乎道艺日卑，风斯日下哉！（《张氏医通·卷十六·祖方》）

【临床运用】（伤寒）邪在少阳，入犯胆府，则胸满惊烦，小便不利，一身尽重不可转侧；或入血室，则昼日明了，夜则谵语如见鬼状，皆宜按证求治。但此经之要，全重在于胃气，所以小柴胡中必用人参。仲景云：胃和则愈，胃不和则烦而悸之语，乃一经之要旨也。（《张氏医通·卷二·诸伤门》）

疟病发渴者，柴胡去半夏加瓜蒌汤，亦治劳疟。

渴者阳明津竭，而所以致阳明津竭者，本少阳木火之势，劫夺胃津而然，故疟邪进退于少阳，则以小柴胡进退而施治也。至于劳疟之由，亦木火盛而津衰致渴，故亦不外是方也。

暑疟亦名瘅疟，但热不寒，里实不泄，烦渴而呕，肌肉消烁，小柴胡加香薷、黄连、竹叶。

温疟，由冬受非时之邪，伏藏骨髓之中，至春夏湿热气蒸而发。发则先热后寒，或但热不寒，春用小柴胡，夏用白虎加桂枝。以邪热势盛，故不恶寒而便发热，热发于表之后，正气内虚，反微似畏寒之状，非恶寒也。

痢后发疟，邪从少阳循经外泄也，小柴胡去黄芩加桂枝，或补中益气倍升、柴，升散则愈。

寒热如疟，表里不和者，小柴胡为主药；至夜转甚者，加丹皮、山栀；日久虚劳，寒热不除者，柴胡四物汤、加味逍遥散。（《张氏医通·卷三·寒热门》）

（痞满）瘦人心下痞闷，乃郁热在中焦，三黄加枳实以导之，心下痞而寒热不除者，小柴胡加枳、桔。（《张氏医通·卷三·诸气

门上》)

胆咳，小柴胡汤加芦根汁。

凡咳嗽，饮水一二口而暂止者，热嗽也；呷热汤而暂停者，冷嗽也。治热嗽，以小柴胡加桔梗；冷嗽，理中汤加五味。

夏月嗽而发热者，小柴胡加石膏、知母；但手足心热而不发热者，泻白散加橘红、桔梗；不应，凉膈散去硝、黄，加葳蕤、蜂蜜。（《张氏医通·卷四·诸气门下》）

（呕吐）呕而发热者，小柴胡汤主之。

呕而发热，邪在半表半里，逆攻而上也，虽非伤寒之邪，而病势则一，故即以小柴胡汤和之。

邪在胆，逆在胃，胆液泄则口苦，小柴胡汤。（《张氏医通·卷四·诸呕逆门》）

伤寒少阳胁痛，用小柴胡汤；硬满，加薄桂；不大便，加枳壳；兼胸胁满痛，加枳、桔。

少阳湿热留薄，则腋下肿痛，小柴胡加抚芎、枳壳；实人，去参，加草龙胆；体肥痰盛，加白芥子。有痰饮搏聚而痛者，加味导痰汤加柴胡为向导。

有胁痛而吐血者，此热伤肝也，小柴胡去半夏、黄芩，加丹皮、鳖甲。

（头风）凡怒则太阳作痛者，先用小柴胡加茯苓、山栀，后用六味丸，常服以滋肾降火，水不再发。

（腰痛）内蓄风热痛者，脉必洪数，口渴便闭，小柴胡去半夏，加羌活、续断、黑豆；若大便闭者，先用大柴胡微利之。（《张氏医通·卷五·诸痛门》）

（狂病）热入血室，发狂不识人，小柴胡加犀角、生地黄。

（狂病）经云：喜乐无极则伤魄，魄伤则狂，狂者意不存，当以恐胜之。以凉药补魄之阴，清神汤。肺虚喘乏，加沙参；胃虚少食，加人参；肝虚惊恐，加羚羊角。热入血室，发狂不识人，小柴胡加犀角、生地黄；挟血如见祟状，当归活血汤加酒大黄微下之；肝盛多怒狂妄者，针大敦，在足大指上，屡验。（《张氏医通·卷

六·神志门》）

（痉病）若一边牵搐，一眼㖞斜者，属少阳，及汗后不解，乍静乍乱，直视口噤，往来寒热，小柴胡加桂枝、白芍。

喻嘉言曰，胃风变证有五：一曰风成为寒热。以风入于胃，必左投肝木而从其类，风气通于肝也。肝木盛则侮脾土，故生寒热，庸医认为外感者此也，宜小柴胡汤。一曰瘅成为消中。瘅者热也，热积胃中，善食而易饥，火之害也，宜白虎加人参。一曰厥成为巅疾。厥者逆也，谓胃气逆而上行，成巅顶之疾，如眩晕之类是也，宜芎辛汤。一曰久风为飧泄。言胃中风炽，飧已即泄，不留停也。若风气入血分，则下鲜血，挟湿热，则下如豆汁，人参胃风汤；有血，加防风。一曰脉风成为疠。言胃中之风，酝酿既久，则营气热，其气不清，故使其鼻柱坏而色败，肌肉之间，渐至溃烂，轻则肌体麻木，目蠕动，牙关紧，面肿能食，升麻胃风汤。此五者，总为胃风之病也。（《张氏医通·卷六·诸风门》）

阴纵者，谓前阴受热，挺纵不收也，小柴胡汤加酒黄柏。

下痢而渴，误食冷物水果而哕者，理中汤加丁香十五粒，柿蒂五枚，水煎热服；兼寒热往来者，小柴胡加丁香。（《张氏医通·卷七·大小腑门》）

薛立斋云：若血虚有火，用四物加山栀、柴胡；若中气虚弱，补中益气加山栀、丹皮；若因怒便聋，而或耳鸣，属肝胆气实，小柴胡加芎、归、山栀；若午前甚者，阳气实热也，小柴胡加黄连、山栀；午后甚者，阴血虚也，四物加白术、茯苓；若肾虚火动，耳中哄哄然，是无阴也，加减八味丸。

口苦，经云：有病口苦，名曰胆瘅。夫胆者中精之府，五脏取决于胆，咽为之使，此人数谋虑不决，故胆虚气上溢而口为之苦也，龙胆泻肝汤，或小柴胡加麦冬、枣仁；不应，本方加川连、胆草。（《张氏医通·卷八·七窍门上》）

伤寒胁痛耳聋，寒热口苦，头上汗出，剂颈而还，属少阳，小柴胡加桂枝、苓、术和之。

疟发日早，为邪气上越于阳分，宜因势利导之，小柴胡加枳、

桔。(《张氏医通·卷九·杂门》)

(月经先期而至者)治法，因肝脾血燥者，加味逍遥散；脾经郁滞者，归脾汤；肝经怒火者，小柴胡加生地；血分有热者，四物汤加白术、茯苓、柴胡、丹皮；劳役火动者，补中益气汤；脾经血虚者，十全大补汤；肝经血少者，六味丸；气虚血弱者，八珍汤。

(郁证寒热)治宜开郁理气，其经自调，逍遥散加无灰酒、竹沥，名酒沥汤，专主尼寡寒热；肥人，用越鞠合二陈最宜。若兼怒动肝火而发热，佐以小柴胡加减；若兼郁结伤脾而寒热，佐以归脾汤。此证多兼经候不调，当审缓急治之。

(子烦)胁满寒热，小柴胡(汤主之)。

(妊娠疟疾)若妊娠形盛色苍，肌肉坚者，必多湿多痰，无论何疾，必显湿热本病，脉多滑实有力，绝无虚寒脉弱之候，可峻用豁痰理气药治其本质，然后兼客邪见证而为制剂，治宜二陈汤随经加透表药，或合小柴胡用之。盖柴胡为疟证之向导，故多用之。

(产后不语)肝木太过，柴胡清肝散，或小柴胡加钩藤。

(产后)胁痛宜分左右。盖左属血，血藏于肝，肝伤有死血，故痛，小柴胡去芩，加丹皮、香附、薄桂、当归、童便；右属脾，脾有痰积于胁则痛，补中益气去升麻，加葛根、半夏、茯苓、枳壳、生姜；左右俱痛者属虚，补中益气加桂，下六味丸。

(结核)或结于肢节，或累累如贯珠，其色不变，亦肝火血燥而筋挛急，小柴胡加钩藤，佐以六味丸。(《张氏医通·卷十·妇人门上》)

产妇郁冒，其脉微弱，呕不能食，大便反坚，但头汗出，所以然者，血虚而厥，厥而必冒，冒家欲解，必大汗出。以血虚下厥，孤阳上出，故头汗出，所以产妇善汗出者，亡阴血虚，阳气独盛，故当汗出，阴阳乃复，大便坚，呕不能食，小柴胡汤主之。

妇人在草蓐，自发露得风，四肢苦烦热，头痛者，与小柴胡汤；头不痛但烦者，《千金》三物黄芩汤。

自发露，谓自发衣露体得风，非邪外伤者，故不为自汗风病。盖产时天机开发，虽微风亦得入之。外感之风，内应之火合化，淫于四末，而作四肢苦烦热，上至于头作头痛，病在表里之间，故用小柴胡汤，主治少阳；若头不痛是无表也。唯肝胆风热内动，上膈作烦，故用黄芩退热，苦参养肝，熟地补血而益肾水，则肝胆之火宁矣。(《张氏医通·卷十·妇人门下》)

(疟疾)治法，不离疏风消导豁痰，如小柴胡随证加减。多寒，则加羌活、桂枝；多热，则加橘皮、枳实；泄泻，则加厚朴、神曲；呕吐，则加橘皮、枳实；下血，则加枳实、黄连；发搐，则加钩藤、羌活；昏睡，则加茯苓、泽泻；脾虚，则补中益气加桂枝；胃虚，则六君子加草果；夜发，则加当归；日晏，则加升麻。若痢后疟，疟后痢，与夫三日疟，及久疟不止，俱补中益气为主；疟母，以小柴胡加鳖甲、桃仁丸服。大抵小儿肌腠疏薄，无汗者绝少，即使无汗，稍加桂枝；有汗，并加芍药，不必用知母、石膏、紫苏、羌活辈也。其有因乳母七情六淫所致者，又当以小柴胡、逍遥散之类，兼治乳母为当。(《张氏医通·卷十一·婴儿门上》)

(痘疮)大便秘结，内烦外热者，小柴胡加枳壳最当，或少与四顺清凉饮。

女人天癸既至，阴常不足，痘疮以气为主，血为辅，一有不足，则变易生。如发热之时，正遇经来，此热从血解，疮自发出，最为吉兆；若四五日不止，则热入血室，血必妄内联动，中虚之证也，小柴胡加芎、归。(《张氏医通·卷十二·婴儿门下》)

附方：柴胡姜桂汤

疟寒多微有热，或但寒不热，柴胡桂姜汤，服一剂如神。

是证虽与牝疟相类，以方药论之则殊。牝疟邪伏少阴气分，而此邪伏少阳营血之分。夫邪气入营，既无外出之势，而营中之邪，亦不出与阳争，所以多寒少热，或但寒无热也。小柴胡汤本阴阳两停之方，可随疟之进退，加桂枝、干姜，则进而从阳；若加瓜蒌、石膏，则退而从阴，可类推矣。

牝疟，邪伏于肾；湿疟，则久受阴湿而邪伏太阴，皆但寒不热，并宜蜀漆散。邪伏血分而多寒少热，惨惨振振，柴胡桂姜汤。

劳疟，大渴，柴胡去半夏加瓜蒌汤。(《张氏医通·卷三·寒热门》)

桂枝人参汤 《玉函》

【组成】理中汤加桂枝。

【主治】挟热利不止，心下痞硬。(《张氏医通·卷十六·祖方》)

干姜人参半夏丸 《金匮》

【组成】理中汤去白术、甘草，本方干姜、人参各一两，加半夏二两。

【用法】姜汁糊丸，梧子大，饮服十丸，日三服。

【主治】妊娠胃寒，呕吐不止。(《张氏医通·卷十六·祖方》)

【临床运用】妊娠呕吐不止，干姜人参半夏丸主之。

此即后世所谓恶阻病也。先因脾胃虚弱，津液留停蓄为痰饮，至妊二月之后，浊阴上冲，中焦不胜其逆，痰饮遂涌，中寒乃起，故用干姜止寒，人参补虚，半夏、生姜治痰散逆也。(《张氏医通·卷十·妇人门上》)

三物大建中汤 《金匮》

【组成】理中汤去白术、甘草。本方干姜用四钱，人参用三钱，加蜀椒半合，去闭口者，炒去汗。

【用法】水煎，去滓，纳胶饴半杯，微火再煎温服，如炊顷，少饮稀粥一升，后更服，当一日食糜，温覆之。

【主治】胸中大寒，呕吐不能食，及少腹冷积作痛。(《张氏医通·卷十六·祖方》)

【临床运用】(积聚) 心胸中大寒，痛能饮呕不食，腹中寒，上冲皮起，出见有头足，上下痛而不可触近，大建中汤主之。

大寒填塞于胸膈之间，不能出纳，是以痛呕不能饮食也。腹中有寒，则汁沫溢于肠胃之外，是以上冲皮起，出见有头足，痛不可

触，乃有形之积，聚于空郭之间，故当大建其中，使邪不敢内干于
脏也。干姜、人参、胶饴大温补其中土，蜀椒补心气而散胸中之
寒，又能消皮肤中之阴聚，总取其辛散耳。(《张氏医通·卷三·诸
气门上》)

乌梅丸 《玉函》

【组成】理中汤去白术、甘草，加乌梅、黄连、黄柏、附子、
蜀椒、桂枝、细辛、当归。

【用法】以苦酒渍乌梅一宿，蒸之五升米下，饭熟去核捣成泥，
与蜜杵丸，先食饮服十丸，日三服，稍加至二十丸，禁生冷、滑
物、臭食等。

【主治】蛔厥。

【加减】《千金》治久痢诸药不瘥，本方去细辛、附子、人参、
黄柏，桂枝换桂心。(《张氏医通·卷十六·祖方》)

【临床运用】吐蛔有寒有热，有寒热交错，寒则手足厥逆，吐
出之蛔色淡白者，理中汤加乌梅、黄连、蜀椒，甚则蛔死而形扁者
危矣；热则蛔色赤而多，且跳动不已，安蛔丸主之；寒热交错，则
病者静而复时烦，得食而呕，蛔闻食臭出，其人当自吐蛔，乌梅丸
主之。(《张氏医通·卷四·诸呕逆门》)

蛊注毒痢，血如鸡肝，心烦腹痛者，茜根丸。虚人，理中汤加
黄连、乌梅；不应，用乌梅丸。

(蛲虫痢) 乌梅丸、黄连犀角散亦主之，然虫尽之后，即用六
君子加犀角、黄连、乌梅肉丸服，以补脾胃，兼清湿热，庶不再
发。(《张氏医通·卷七·大小腑门》)

半夏泻心汤 《玉函》

【组成】半夏五钱，泡　干姜炮　甘草炙　人参　黄芩各三钱　黄
连一钱　大枣四枚，擘

【用法】上七味，水煎，温分三服。

【主治】心下痞满不痛。(《张氏医通·卷十六·祖方》)

黄连汤 《玉函》

【组成】半夏泻心汤去黄芩，减人参一钱，加桂枝三钱。

【主治】胃中寒热不和，心下痞满。（《张氏医通·卷十三·专方》）

人参养胃汤 《局方》

【组成】平胃散加藿香、半夏、人参、茯苓、草果、姜、枣、乌梅。

【主治】食滞痞满，寒热痞疟。（《张氏医通·卷十六·祖方》）

【临床运用】腹痛用温药不效，痛愈甚，大便秘者，微利之，平胃散加藿香、半夏、紫苏、木香、大黄；虚人，人参养胃汤。（《张氏医通·卷五·诸痛门》）

参苓平胃散

【组成】平胃散加人参、茯苓。

【主治】脾虚饮食不化，大便不实。（《张氏医通·卷十六·祖方》）

大半夏汤

【组成】二陈汤去陈皮、甘草、茯苓、乌梅，加人参三钱。

【用法】以水和蜜，扬之二百四十遍，煮药温服。

【主治】胃反呕吐。

【方论】《千金》有橘皮，治气满腹胀。又，《千金》大半夏汤。本方更加附子、当归、桂心、蜀椒、厚朴、枳实、茯苓、甘草、大枣，治胃中虚冷，腹满气塞。（《张氏医通·卷十六·祖方》）

【临床运用】胃反呕吐者，大半夏汤主之。

胃反呕吐，为脾胃气虚而饮积，故用半夏之燥湿，即兼人参以补胃气也。蜜者性滞滋湿，用之何哉？以胃之上脘燥，故食难入，虽食亦不得下中脘，用之以润胃燥，扬之水者，佐蜜以润上脘之燥也。（《张氏医通·卷四·诸呕逆门》）

橘皮竹茹汤 《金匮》

【组成】二陈汤去半夏、茯苓、乌梅,用橘皮三钱,甘草一钱,生姜半两,加竹茹三钱,人参一钱,大枣三枚。

【主治】胃虚哕逆。(《张氏医通·卷十六·祖方》)

【临床运用】哕逆属虚热,橘皮竹茹汤。

哕逆者,橘皮竹茹汤主之。

中焦气虚,则下焦之风木得以上乘,谷气因之不宣,变为哕逆。用橘皮升降中气,人参、甘草补益中焦,生姜、大枣宣散逆气,竹茹以降胆木之风热耳。

(霍乱)吐利后,胃虚热者,橘皮竹茹汤。(《张氏医通·卷四·诸呕逆门》)

烦而呕,不喜食,《金匮》橘皮竹茹汤。(《张氏医通·卷六·神志门》)

厚朴生姜甘草半夏人参汤 《玉函》

【主治】胃虚呕逆,痞满不食。

【组成】二陈汤去茯苓、陈皮、乌梅,加人参、厚朴。(《张氏医通·卷十六·祖方》)

【临床运用】(妊娠痢下 赤白痢)厚朴生姜甘草半夏人参汤,治妊娠腹胀后重,赤白相兼之痢。(《张氏医通·卷十·妇人门上》)

十味温胆汤

【组成】温胆汤去竹茹,加人参、熟地、枣仁、远志、五味子。

【主治】寒涎沃胆,胆寒肝热,心悸不眠,短气恶心,耳鸣目眩,四肢浮肿。

【加减】若寒热呕逆,胃气不振也,去枳实之消克,红枣之滞胃,加柴胡以疏肝,人参以扶胃,乃六君子之变法也,更加熟地、枣仁、远志、五味,又为归脾汤法派耳。(《张氏医通·卷十六·祖方》)

【方论】胆之不温,由于胃热不清,停蓄痰涎,沃于清净之府,所以阳气不能条畅，而失温和之性，故用二陈之辛温以温胆涤涎；涎聚则脾郁，故加枳实、竹茹以化胃热也。

四君子汤《局方》

【组成】人参一钱至三钱　白术炒黄，一钱至二钱　茯苓一钱至钱半　甘草炙，六分至一钱，

【用法】上四味，水煎，空心温服。

【主治】胃气虚弱，饮食不思，倦怠少食。

【方论】四君子乃胃家气分之专药，胃气虚而用之，功效立见，即血虚用四物，亦必兼此。故八珍之主治，不独气血两虚也，即血虚者亦须兼用。但补气则偏于四君，补血则偏于四物，若纯用血药，不得阳生之力，阴无由以化也。方中白术，若治脾胃虚衰，大便不实，或呕恶不食，合用炒焦，方有健运之力。如肺胃虚燥，咳嗽失血，须用陈米饭上蒸过十余次者，则转浊为清，转燥为润，是以异功散、八珍汤及归脾、逍遥等方内，并宜蒸者，即阴虚干咳，咳吐白血，总无妨碍，更加白蜜拌蒸，犹为合宜。其于轻重炮制之间，全在用者之活法权变，举此可以类推三隅矣。（《张氏医通·卷十六·祖方》）

【临床运用】（中风后左瘫右痪）然又有病发左半，口往右歪者，盖大筋短缩，筋属肝，肝病故左半身不遂。舌筋亦短而蹇于言，左畔之小筋弛长，故口从左而歪于右，治宜从右引左，大理右半脾胃之气，以运出左半之热痰虚风，当以四君子加羚羊角、柴胡、姜汁、竹沥。冬月稍加炮姜、熟附以从治，夏月须用知母、石膏，此正治也。（《张氏医通·卷一·中风门》）

（腹满）有气虚不能裹血，血散作胀，必其人大便不坚，或时结时溏，溏则稍减，结则渐加，小便清利，甚则浑白如泔。其脉缓大而滞，气口益甚，慎不可用辛温耗气之药，宜四君子去白术，加木香、泽泻、当归、芍药，以固其气中之血。（《张氏医通·卷三·诸气门上》）

嗽而得食即缓者，脾虚也，异功散；有痰，六君子。

气短小便利者，四君子去茯苓加黄芪；如腹中气不转者，倍甘草；肺气短促或不足者，倍参加白芍，使肝胆之邪不敢犯之。（《张氏医通·卷四·诸气门下》）

渴欲饮水，水入即吐者，名曰水逆，五苓散。气虚，四君去甘草，加枳、橘、生姜；不应，六君子换赤茯苓，用伏龙肝煮汤，澄清代水煎药。

（反胃）胃虚中气不运而噎塞者，四君子加黄芪、橘红、砂仁。

丹方，治噎膈反胃，用虎酥炙为末，每服二钱，独参汤送下；或猫胞一具，炙脆为末，稍加脑、麝，陈酒服之。虎啖生人，猫食生鼠，其性则一，故可代用。若胃中寒痰，不能纳食者，狗宝为末，每服五七分至一钱，陈酒服之。以上三方，轻者一服，重者三服，剧者不过七服，后以理中、四君、八味等调之。

（噎膈）胃火内膈而饮食不入者，四君子加酒炒芩、连，清火养胃。

若误服耗气之药，血无所生，噎膈而大便燥结者，四君子加当归、芍药，补脾生血；若火逆冲上，食不得入者，四君子加山栀、川连，清火养血。

（噎膈）夏三月，阳气在外，阴气在内，噎病值此时，天助正气而锉其邪气，不治自愈；或不愈者，阴气热盛，正气不升耳，四君子汤送开关利膈丸。

（噎膈）有冷积结滞者，用理中加川乌头、蜀椒、川连、巴豆霜、皂荚末，蜜丸，凉水送下十五丸，暂服五七服，后以四君子加黄芪、橘红、砂仁调理。

（关格）有中气虚不运者，补气药中升降，先以四君子换参芦探吐，后用人参散、柏子仁汤调理。脉沉细，手足厥冷者，既济丸。（《张氏医通·卷四·诸呕逆门》）

下血久而不已，面色痿黄，下元虚惫者，四君子加黄芪、归、芍，下断红丸；虚甚，十全大补汤去茯苓，加防风。（《张氏医通·卷五·诸血门》）

阴血衰弱，不能养筋，筋缓不能自收持，故痿弱无力，补血荣

筋丸；气虚痿弱无力，四君子加苍术、黄檗、肉桂、黄芪。(《张氏医通·卷六·痿痹门》)

（痉）治阳明者，壮其气，四君子加木香。

（健忘）心气不定，恍惚多忘，四君子去白术加菖蒲、远志、朱砂，等份，蜜丸服。(《张氏医通·卷六·神志门》)

（嘈杂）又有用消克药过多，饥不能食，精神渐减，四君子加白芍、陈皮、姜汁炒川连。

大凡病久而气虚血弱者必发热，须用四君之类调补脾胃，脾胃一健，气血自生，若认为血虚而用四物沉阴之剂，则脾土复伤，诸脏皆病，虚证蜂起，反为难治，甚至不救。

（疮疡疮口出血）脾虚不能统血，四君子加山栀、丹皮。

（疮疡肌肉不生）晡热内热，血虚也，四君子加归、地、丹皮。

（疮疡发热不止）自汗而热者，胃气虚也，四君子汤；恶寒发热者，肺气虚也，补中益气汤，或四君子加黄芪、当归。

（疮疡小便不通）手足不冷，乃脾气虚弱也，四君子加升、柴、半夏。

手足并冷，阳气虚寒也，四君子加炮姜、升麻。(《张氏医通·卷九·疮疡门》)

（恶阻）经候不行两三月，精神如故，喜酸恶食，或嗜一物，或大吐，或时吐痰与清水，肢体沉重，头目昏眩，此名恶阻，不可作病治，四君子加乌药、香附、橘皮。咳而渴者，加橘红、五味、生姜。

妊娠经水，壅之以养胎，蓄之以为乳，若经水时下，此冲任气虚，不能约制而然。《千金》云：妊娠血下不止，名曰漏胞，血尽则死，宜服干姜地黄散。气虚乏力少食者，宜益气固胎，切勿泛用养血之剂，四君子去茯苓加胶、艾、芎、归、黄芪、砂仁；若漏血腹痛者，芎、归、人参、阿胶、大枣煎服。

（胎气弱欲小产者）身热面赤，脉沉而微，四君子加姜、附。

（产后瘛疭）若见唇青肉冷，汗出目眩神昏，命在须臾，四君子加芎、归、丹皮、钩藤。盖血生于至阴，至阴者，脾土也。

（不孕）瘦弱不能孕者，以子宫无血，精气不聚故也，当与四君、六味加蕲艾、香附调之。（《张氏医通·卷十·妇人门上》）

（睡中惊动）若食郁生痰，惊动不安者，用四君子以健脾，加神曲、半夏以化痰，山栀、柴胡以清热。

（腹痛）若痛连两胁，肝木乘脾也，四君子加柴胡、芍药。

（天钓者）面色㿠白，气虚喘促者，四君子汤加蝎尾。

（痢）若积滞已去，利仍不止者，脾气虚也，四君子加肉果；有寒，加吴茱萸、炮姜；有热，加炒黑宣连，丸服尤妙。（《张氏医通·卷十一·婴儿门上》）

（痘疹 魏桂岩逆顺险三法论）十四五日，气血收功，痂落瘢明为顺。痂未易落，寒战咬牙，谵语狂烦，疔肿作者为逆。痂落潮热，唇红口渴，不能食者为险，四君子加黄连、山楂、陈皮；不解，大连翘汤加减。

（治虚痘）若气粗皮燥、无润色者亦当忌之，只以四君子少加桔梗、川芎，补益之中略佐升提之法，俟点子出齐，重用参、芪峻补其气，助其成浆。

（痘疹之气虚证）七八日浆足之后，宜四君子加归、芍、山药以调养之。大便实者，加熟地以兼补其阴，若证见虚寒，不妨加肉桂倍参、芪以温补之。

（痘疹之血热证）八九日浆足之后，亦宜四君子加养血药调理之。

（痘疹热毒壅遏之证）浆足之后，亦宜四君子加养血药调理之。

（痘疹见点）若带淫淫湿气者，此脾胃气弱，四君子加苍术、荆、防、川芎，切戒黄芪。

痘疮至八九朝至十一二朝，灌浆满足，脓汁渐干，先从人中上下口鼻两边，收至项下额上，遍身手足一齐俱收，痂厚色黑，渐渐脱落，饮食便溺如常为吉。若额上先收者，孤阳不生；脚上先收者，独阴不长，为大逆兆。若浆不稠浓，顶未满足，面肿忽退，目闭忽开，疮脚放阔，色白干皱，痂薄如纸，此津液枯竭，血少毒存，急用四君子汤加麦冬、牛蒡、荆芥、连翘救之。今人每见此证，认作结痂无事，致成不救者多矣。

痘疮既出，全借脾胃安和，进纳饮食，则易浆易靥。自四五日以至痂落之后，饮食不减，二便如常，虽不起发不红绽，或陷塌，用药得宜，可保无虞。若乳食减少，兼之泄泻，则元气日衰，虽无前证，日后必至有变，药亦难效，岂能保其无事哉？若胸前稠密，毒气伤脾减食者，消毒饮加黄芩、山楂、紫草、人参；有伤食腹胀不食者，枳术丸；有痘出太多，中气暴虚不食者，四君子加糯米；有痘已痂起而不能食，身无热者，调补脾胃为主。

（痘疮）然又有面赤发渴，汗出不及腰者，皆胃热肾虚，四君子汤去术易麦冬，下六味丸。

若血虚自汗，则至夜烦热作渴，当归补血汤，气虚不能自固而汗，则动作喘息，力微身热，四肢不温，四君子加归、芪。

闻人氏云：痘疹属火，面色赤者为顺，赤甚为热，若肝木克脾，面色青者，是为逆也，急用四君子或附子理中并加升、柴，调补脾胃，色正方许可治。

痘疮平塌倒黡破烂之证，用药得以收靥者，余毒发泄未尽，必循经络而出，发为痈毒，看何经络而用药，俱以托里解毒为主。

如已溃脓尽者，十宣散加连翘、忍冬。凡痘后余毒发痈，根赤而作痒者，气虚也，四君子加当归、芍药；色赤而肿痛者，血热也，四物汤换生地，加犀角、鲮鲤甲、连翘、忍冬；肿而不溃者，气血两虚也，托里消毒散；溃而不愈者，脾气虚弱也，六君子加归、芪、忍冬。

若收靥安好，忽然手足厥冷，此脾气虚弱，不可认作寒证，参芪内托散加桂枝。（《张氏医通·卷十二·婴儿门下》）

六君子汤 《医学正传》

【组成】四君子汤加陈皮、半夏。

【主治】脾胃气虚兼痰湿证。食少便溏，胸脘痞闷，呕逆等。（《张氏医通·卷十六·祖方》）

【临床运用】　（中风）中腑，内有便溺之阻隔，宜三化汤通利之。

若表里证俱见，先与解表，而后攻里；若外邪已解，内邪已除，而语言謇涩，半身不遂，未能即愈，以六君子加黄芪、桂心、归、芍，久久服之，营卫自和，即古所称大药也。

因脾胃虚而四肢不举者，慎不可杂以风药；风热痰盛者，但加姜汁、竹沥，；肥人多湿痰，少加制附子行经，；病在半表半里，外无六经之形证，内无便溺之阻隔，知为血弱不能养筋，故手足不能运动，舌强不能语言。古法用大秦艽汤，然不若十全大补、大建中、人参养荣选用。

东垣云：有中风者，卒然昏愦，不省人事，痰涎壅盛，语言謇涩，六脉沉伏，此非外来风邪，乃本气自病也。凡人年逾四旬，气衰之际，或忧喜忿怒伤其气者，多有此证，壮岁之时无有也。若肥盛者，亦间有之，形盛气衰故也。

观东垣之论，当以气虚为主，纵有风邪，亦是乘虚而袭，当此之时，岂寻常药饵，能通达于上下哉？急以三生饮一两，加人参两许煎服。夫三生饮乃行经治痰之剂，斩关夺旗之将，必多用人参驾驭其邪，而补助真气，否则不惟无益，适足取败。观先哲用参、附，其义可见矣。若遗尿、手撒、口开、眼合、鼻鼾，为不治证。然用前药，多有得生者。

元气素弱，或遇劳役嗜欲而卒然厥仆，状类中风，手必撒，口必开，非大剂参、芪，岂能回元气于无何有之乡哉？亦有不仆，而但舌强语涩痰壅，口眼㖞斜，肢体不遂者，作中风治必殆，六君子汤加天麻、姜汁、竹沥治之。中后体虚有痰，亦用止法。

（中风后遗症　口眼㖞斜）此证宜先吐之以稀涎散，后用星、香、二陈、导痰、涤痰之类，盖治痰以顺气为先也。挟虚者，必用参、芪、竹沥；挟寒者，加桂、附、姜汁；上盛下虚，痰涎壅盛者，六君子加星、香，送黑锡丹。

（中风后遗症　语言謇涩）如脾土不足，痰涎壅盛而謇涩者，是痰火壅塞上窍，气虚不能上营，则舌机不转，宜六君子加星、香、菖、远、枳实、竹茹。

卒然晕倒，口眼㖞斜，口角流涎者，气虚挟痰也，六君子加秦艽、天麻、姜汁、竹沥。

（中风后遗症　左瘫右痪）偏风，其脉沉细，是风与痰饮在上焦，并宜导痰汤加羌活、白术；不应，宜六君子汤加当归。寒，加桂心；热，加竹沥。

然又有身半以上俱无恙，身半以下软弱麻痹，小便或涩或遗，此足三阴虚证也，当用地黄饮子补其下元，慎不可用燥湿攻痰药。若果痰盛，星香散、二陈汤；湿盛，薏苡仁汤；兼气虚者，六君子汤；兼血虚者，大秦艽汤，皆为合剂。

（中风后四肢不举）肥盛色白痰多者，六君子加秦艽、天麻、竹沥、姜汁。

（中风后神气昏冒）虚火妄动，挟痰气逆冲，心主被障，所以昏不知人，须大剂人参、芎、归，兼柴胡、山栀。审系中在心包，而非中腑，闭证而非脱证，牛黄丸；虚人，六君子加星、香、菖、远、竹沥、姜汁；若狂言语乱，精神恍惚，痰涎壅盛，导痰汤加芩、连、竹沥、姜汁。（《张氏医通·卷一·中风门》）

（石顽）尝见苍黑肥盛之人及酒客辈，皆素多湿热，其在无病之时，即宜常服调气利湿之剂，如六君子加黄连、沉香、泽泻之类，夏秋则清燥汤，春夏则春泽汤加姜汁、竹沥，使之日渐消弭，此谓不治已病治未病也。（《张氏医通·卷二·诸伤门》）

（痞满）老人虚人，脾胃虚弱，转运不及，饮食不化而作痞者，九味资生丸，饱闷常嚼一丸，或六君子加香、砂、山楂、曲蘖之类。胸中气塞短气，橘皮枳实生姜汤。

（积聚）有饮癖结成块，在胁腹之间，病类积聚，用破块药多不效，此当行其饮，六君子合五苓散最妙，更加旋覆、前胡、枳实、白芍，即海藏五饮汤；若在膜外者，宜导痰汤主之。何以知其饮？其人先曾病差，口吐涎沫清水，或素多痰者是也。

老人胸膈气滞，痞满不舒，或作痛，或不能食，脉虽数实滑大，当作虚治，慎不可用耗气药，宜理中丸，或六君子加香、砂之类。（《张氏医通·卷三·诸气门上》）

疟后不喜食，四肢倦怠，面色痿黄，六君子加何首乌散山楂、黄连、枳实。

（疟疾）若元气大虚，只用补正，宜六君加草果、乌梅，名四兽饮，兼本经引使药。（《张氏医通·卷三·寒热门》）

咳嗽呕吐并作，为肺胃俱病，先安胃气，二陈加芦根、姜汁、姜制枇杷叶。虚者，六君子加桔梗。

（痰饮）痰火相扇于膈上，胸中时觉痞满眩晕，或目齿疼，饮食后稍觉快爽，少间复加迷闷，大便或结或泻，小便或赤或清，此皆痰饮或开或聚之故，治宜健脾以运痰、清肺以润燥，六君子加苏子、瓜蒌、姜汁、竹沥之类。

（痰饮）脾肺气虚，不能运化而有痰者，六君子加木香。

肺胃气虚，不能清化而有痰者，六君子加桔梗。

（痰饮）脉来细滑或缓，痰涎清薄，身体倦怠，手足酸软，此脾虚挟湿，六君子加炮姜，或补中益气加半夏、茯苓。

（痰饮）脾气虚，宜清中气以运痰，使之下行，六君加枳、术，兼用升、柴以提清气。

（痰饮）痰饮结聚腹胁之间，有类积聚，但按之不甚坚，而时时口吐涎沫者，六君子合五苓加枳实。（《张氏医通·卷四·诸气门下》）

（呕吐）脾胃本虚，机关不利，不能运化，而水到咽管辄便呕出者，六君子加砂仁、炮姜，使中央之枢轴转，机关利，自不呕矣。

薛立斋云：吞酸嗳腐，多属脾虚木旺，证多面色痿黄，胸膈不利，举世好用清气化痰之药，多致大便不实，食少体倦而危，当用六君子加炮姜、木香、吴茱萸。脾肾俱虚，六君子加肉豆蔻、补骨脂。

渴欲饮水，水入即吐者，名曰水逆，五苓散。气虚，四君去甘草，加枳、橘、生姜；不应，六君子换赤茯苓，用伏龙肝煮汤，澄清代水煎药。

（吐沫）胃中虚寒不能约束津液，故吐涎沫，宜六君子加益智、生姜，或理中汤加益智以收摄之。

（反胃）食物之后，冷涎不已，随即反出，或心腹觉疼，藿香安胃散，或六君子加丁香、藿香。

薛立斋曰：内膈呕逆，食不得入，是有火也；病久而吐，食入反出，是无火也。若脾胃气虚而胸膈不利者，六君子加丁、沉二香，壮脾土以生元气；若用辛热之剂而呕吐噎膈者，异功散加当归、川斛，益土以抑阴火。

若痰饮阻滞而食不得入者，六君子加木香、山栀，补脾化痰。

古人指噎膈为津液干枯，故水液可行，干物梗塞，为槁在上焦，愚窃疑之。若果津枯，何以食才下咽，涎随上涌乎。故知膈咽之间，交通之气不得降者，皆冲脉上行，逆气所作也。惟气逆，故水液不能居润下之常，随气逆从耳。若以津枯而用润下之剂，岂不反益其邪乎？宜六君子加减。挟寒脉迟细者，加肉桂、附子，挟热脉滑数者，加枳实、黄连。若噎而声不出者，加五味子、竹茹；喉中有一块，食物不下者，痰气也，加海石、诃子；膈间作痛，多是瘀血，归尾、桃仁、韭汁、童便，甚者加大黄微利之。

（霍乱）有痰积泄利不止，甚则呕而欲吐，利下不能饮食，由风痰羁绊脾胃之间，导痰汤加羌、防。泻属脾，宜升胃，补中益气汤；吐属胃，宜醒脾，六君子加香、砂；吐泻并作，宜升胃醒脾，二汤各半和服。（《张氏医通·卷四·诸呕逆门》）

（胃痛）病久服耗气药太过，脉大或数无力，亦为中气虚，六君子加炮姜。

（腹痛）若脾胃素虚人，饮食不能消克者，六君子加香、砂。

（腹痛）腹中水鸣，乃火击动其水也，二陈加芩、连、木香、枳实、木通；虚人，六君子加香、砂、猪苓、泽泻。

（肩背痛）肥人喜捶而痛快者属痰，宜除湿化痰，兼补脾胃，六君子加木香。

（头痛）徇蒙招尤，目瞑耳聋，肝虚风动也，六君子加钩藤、羌、防、芎、归、甘菊。

凡头痛必吐清水，不拘冬夏，食姜即止者，此中气虚寒，六君子加当归、黄芪、木香、炮姜。（《张氏医通·卷五·诸痛门》）

（血证）饮酒过多，伤胃吐血，六君子加香砂、干葛。（《张氏医通·卷五·诸血门》）

（痿）肥白人脉沉缓或滑，恶心，胸膈不利，属气虚有痰，六君子加苍术、黄柏、竹沥、姜汁。（《张氏医通·卷六·痿痹门》）

（瘿瘕）痈疽脓水过多，金疮出血过多，及呕血、衄血、下血后，或虚弱人误汗、误下，气血津液受亏而致此者，大剂保元汤加芎、归、钩藤，兼生阴血，则阳火自退；不应，六君子加芎、归、钩藤，以补脾土。

（眩晕）劳役过度，眩晕发热者，补中益气汤加天麻；兼呕逆，六君子汤；气虚而喘，加黄芪；阴虚火炎痰盛，少加熟附子，煎成加姜汁、竹沥。

（颤振）脾胃虚弱，六君子汤加芎、归、钩藤。卫虚多汗恶寒，加黄芪二钱，附子五分。（《张氏医通·卷六·诸风门》）

（鹤膝风证）大要当固元气为主，若食少体倦者，六君子汤。（《张氏医通·卷六·痿痹门》）

（惊恐）头眩而恐，脉弦无力，属胆虚，六君子加柴胡、防风、当归，兼进加减八味丸。（《张氏医通·卷六·神志门》）

（痢疾）痢后虚浮，六君子加木香、肉桂。下利干呕者，胃虚而寒热错杂也，《外台》黄芩汤。

（蛲虫痢）乌梅丸、黄连犀角散亦主之，然虫尽之后，即用六君子加犀角、黄连、乌梅肉丸服，以补脾胃，兼清湿热，庶不再发。

（内障）肥盛多痰湿者，六君子加归、芍以调之。

口淡为胃热，而有虚实，实则甘露饮加广藿香，病后胃虚口淡，六君子加黄芪、当归。

上焦风热，则面生小疮，通圣散；脾胃虚，或吐泻后面目浮肿者，脉必缓弱，或气口虚大，六君子汤加减。（《张氏医通·卷八·七窍门上》）

（肿疡）丹溪云：肿疡时呕，当作毒气攻心治之；溃疡时呕，当作阴虚补之。此论其常耳。如肿赤焮痛而呕者，热毒甚也，活命饮；作脓而呕者，血气虚也，六君子加归、芪；便秘而呕者，热在脏也，清热消毒汤去生地、金银花，加槟榔、木香；寒药服多而呕者，胃气伤也，六君子加桔梗、柴胡；有肝气乘脾而呕者，有胃虚停痰而呕者，有郁结伤脾而呕者，皆由脾胃虚弱，毒气蓄聚，治宜调补中气，则正气复而邪气去矣。

（溃疡）脓溃欲呕少食，脾胃虚弱也，六君子加炮姜。手足并冷者，脾气虚寒也，六君子加姜、桂；不应，急加附子。

故治肥盛之人，溃疡多汗，则宜托里消毒散加减；气虚形盛者，则宜六君子为主；酒客则加麋衔、泽泻之属。

（疮疡）若肉溃而不敛者，六君子汤，外用珍珠散敷之；臭秽，脉洪大而作渴，乃真气虚而邪气实也，此为难治。

嘈杂与吞酸一类，皆由肝气不舒，木挟相火乘其脾胃，则谷之精微不行，浊液攒聚，为痰为饮，其痰亦从木气化酸，肝木摇动中土，故中土扰扰不宁，而嘈杂如饥状，每求食以自救，苟得少食，则嘈杂少止，止则复作。

土虚不禁木所摇，故治法必当补脾运痰，土厚载物，则风木自安，不必用伐肝之剂，六君子汤为专药，火盛作酸加吴茱萸、川黄连。若不开郁补土，务攻其痰，久久而虚，必变反胃泄泻、痞满眩晕等病矣。

脉弦细身倦怠者，六君子加抚芎、苍术、姜汁炒山栀；不应，合佐金丸。（《张氏医通·卷九·杂门》）

（经水异常者）色如黄浆水，心胸嘈杂汪洋，乃胃中有湿痰也，六君子加肉桂、木香、苍术。

（崩漏）脾胃虚弱者，六君子加芎、归、柴胡。

（恶阻）若饮食少思，六君子加紫苏、桔梗；头晕体倦，六君子汤；若呕吐不食，倍苓、半。盖半夏乃健脾气化痰湿之主药也，今人以半夏有动胎之性，鲜有用之者，以胎初结，虑其辛散也。

（半产）若痛而呕吐作泻，是胃虚，六君子加炮姜。

（子烦）脾胃虚弱，六君子加紫苏、山栀。

（妊娠疟疾）元气本弱，或病后得之，必需理脾行气，唯六君子汤为合剂，有痰食结滞，则加枳实、草果；内有寒，则加炮姜；

外有风，即加桂枝；胎动上逆不安，则加子芩；胎下坠，则加柴胡
倍人参，以人参为举胎圣药也。间有不应者，又需补中益气，大剂
人参以升举之。

（子肿）若面目虚浮，肢体如水气肿胀，全生白术散；不应，
六君子加腹皮、车前；下部肿甚，补中益气加茯苓。

（产后不语）脾受木侮，六君子加升麻、钩藤。

蓐劳者，因产理不顺，疲极筋力，忧劳心虑；或将养失宜，虚
风客之，致令虚羸喘乏，寒热如疟，百节烦疼，头痛自汗，肢体倦
怠，咳嗽痰逆，腹中绞刺，当扶正气为主，六君子加当归。

（产后麻瞀）去血过多，手足发麻，小腹大痛，则遍体麻晕欲
死，此非恶露凝滞，乃虚中挟痰，六君子加炮姜、香附、当归。

（产后腹痛）若痛而恶心，或欲作呕，六君子加炮姜；有瘀，
加莪术、桃仁、炮黑山楂。

（产后血崩）大便频泻，六君子加炮姜。

（产后经行异常）若脾胃虚弱，六君子汤加当归。

（瘰疬）若饮食减少，经事不调，为脾胃亏损，六君子加香附、
丹皮、柴胡、当归。

（流注）作呕欲呕，胃气虚也，六君子加炮姜。（《张氏医通·
卷十·妇人门上》）

（咳嗽）若嗽而吐青绿水者，六君子加柴胡、桔梗；若嗽而吐
痰乳者，但加桔梗，勿用柴胡。

（癫痫）身冷不搐，覆卧，面色黯黑，脉沉，病在脏为阴，难
治，六君子加木香、柴胡。

此皆元气不足之证，须常用六味丸加鹿角胶，或八味丸用鲜河
车膏代蜜以助先天，更以六君子补中益气以助后天。

循衣撮空，皆由肝热筋脉血枯而风引之，故手指为之撮敛也，
宜确服六味丸，间有回生之功；亦有脾虚肝乘者，六君子加钩藤、
蝎梢；若肝经实热，泻青丸。盖循衣撮空，皆病之败证，求其实
热，十无一二。

（吐泻）胃虚食不化而发热者，六君子加黄连、吴茱萸、木香。

若伤生冷腹痛，泻利青白，六君子加砂仁、木香、炮姜。

若伤鱼肉等物，六君子加山楂、砂仁。

亦有因乳母脾虚受惊，及怒动肝火，致儿吐泻色青，异功、六君加柴胡、钩藤钩、蝎梢之属，实脾以宁肝胆之气，慎勿用峻攻之药。

（腹痛）盖小儿病此，良由乳食不消，伏于腹中，乍冷乍热，饮水过多，脾胃虚弱，不能传化水谷，以致四肢羸瘦，肚腹渐大而成疳矣，六君子加干蟾。

若手足指冷，或呃逆泄泻，寒水侮土也，六君子加炮姜、肉桂；不应，急加附子。

（腹胀）至于腹胀喘满，亦皆脾虚邪乘所致，东垣所谓寒胀多而热胀少。热者，六君子加芩、连、枳、朴；寒者，六君子加姜、桂、吴茱萸；亦有寒热错杂者，泻心汤、芩、连、炮姜并用。若治实胀，用二陈加枳、朴、木香；有热，加芩、连可也。

（发搐）若脾胃既伤，肝火所胜，六君子加钩藤钩，以健脾气、平肝木。

（摇头便血）脾土不能培肝木者，六君子加柴胡、钩藤钩。

（唇口蠕动）原其治法与慢脾风相同，当大补脾胃，六君子加升、柴，切禁青皮、龙胆草伐肝之药。若兼别肢微搐，或潮热往来，或泄泻呕吐，面色痿黄，皆脾胃有伤也，加黄芪、当归、白芍；若脾气下陷而肝木侮之者，补中益气以升其阳，加芩、半、芍药制肝补脾，切不可用疏风治惊之药。

（小儿急惊）若屡服祛风化痰、泻火辛散之剂不愈，便宜认作脾虚血损，急以六君子汤补其脾胃，否则必变慢惊也。

（慢惊）娄全善所谓木虚则搐而无力，火虚则身寒，口中气冷，土虚则吐泻，睡而露睛，治宜温补脾胃，六君子、姜、桂、蝎尾。或兼夹热夹食夹痰，与外感证相似者，当审其因而治之。

若脾土虚寒者，六君子加乌头、蝎尾；泄泻，加炮姜、木香；不应，急加附子以回阳气。

内钓者，腹痛多喘，唇黑囊肿，伛偻反张，眼尾赤色。若内脏抽掣，作痛狂叫，或泄泻缩脚，内证一作，则外证亦然，极难调理。内证，乌蝎六君子丸；外证，钩藤饮，进乳食者可治。

（痫）泻利兼呕，或腹中作痛者，脾胃虚寒也，异功散加炮姜、木香；或变而为疟者，六君子加升、柴。（《张氏医通·卷十一·婴儿门上》）

香砂六君子汤《古今名医方论》

【组成】四君子汤加陈皮、半夏、砂仁、木香、生姜。

【主治】脾胃气虚，痰阻气滞证。（《张氏医通·卷十六·祖方》）

【临床运用】（泄泻）饮食入胃，辄后便完谷者，气虚也，香砂六君子或枳实理中汤。（《张氏医通·卷七·大小腑门》）

（恶阻）若饮食停滞，香砂六君子加枳壳。

（产后寒热）又有形盛气虚，产后痿废不起者，但当补气药中兼行气为主，朝用香砂六君子，暮用越鞠丸，久服自效。

凡妇人郁怒发寒热，逍遥散加丹皮、香附。脾气不运，痰气留着，结为痰癖，发则其块上升，气逆喘促，呕吐酸水。初起元气未伤者，四七汤加枳实、黄连；虚人，香砂六君加柴胡、白芍，下佐金丸。（《张氏医通·卷十·妇人门上》）

异功散《小儿药证直诀》

【组成】四君子汤加陈皮。

【主治】脾胃气虚兼气滞证。

【临床运用】（恶阻）若脾胃虚弱，异功散；兼气恼，加枳壳、砂仁。（《张氏医通·卷十·妇人门上》）

八珍汤

【组成】四君子汤合四物汤。

【主治】妇人胎产崩漏，气血俱虚者。（《张氏医通·卷十六·祖方》）

【临床运用】（虚烦）经云：夏脉者，心也，其不及者，令人烦心。肝虚、肾虚、脾虚，皆令人体重烦冤，是知烦多生于虚也。大法，津液去多，五内枯燥而烦者，八珍汤加竹叶、枣仁、麦冬。（《张氏医通·卷六·神志门》）

（目泪不止）哭泣太伤者，八珍汤加川椒、五味。脏（《张氏医通·卷八·七窍门上》）

（溃疡）热退而渴不退，津液不足也，八珍加黄芪、麦冬、山茱萸。

（疮疡发热不止）脓出而发热者，八珍加黄芪；午前发热者，阳气虚也，补中益气汤。

日将晡而热者，气血虚也，八珍汤；若无寐而热者，内补黄芪汤。

（疮疡小便不通）若溃而恶寒发热，气血虚也，八珍汤。

（疮疡作渴不止）脓血出多而气血虚弱者，八珍汤加五味。（《张氏医通·卷九·疮疡门》）

（月经先期而至者）气虚血弱者，八珍汤。

（经水淋沥不断）气虚下陷，小腹喜温按者，四物加参、术、黄芪、升麻、陈皮。月水至老不断，必成淋证，补中益气，或八珍并加香附、细辛，仍须戒气，方可治疗，否则崩淋难治也。

年老患血崩淋证，不拘痛与不痛，脾胃实与不实，皆以八珍加胶、艾、黄芪、泽泻，若遽用芩、连以伤脾胃，更何恃以祛病乎？

（胎动不安）有因母病以致胎动者，但治母病，其胎自安，八珍汤加胶、艾、黄芪；气滞者，去茯苓，加苏、橘、黄芩。

（胎漏下血）若因房事下血过多作痛，八珍汤加胶、艾。

（惊胎僵仆）八珍汤去茯苓，加胶、艾、黄芪。

（半产）若未足月，痛而欲产，八珍去茯苓、熟地，加胶、艾、芪、草。

若胎下而血不止，参、芪、术、草、胶、艾、归、芍之类；有热，加炮姜、茯苓。

半产而心腹痛，或发寒热，以手按之愈痛者，宜散瘀血，芎、归、延胡、桃仁、香附、丹皮、泽兰、童便之属；若按之则痛缓，是血虚，八珍去芍，加炮姜；凡胎气弱欲小产者，八珍汤固之。

（子淋）若因脾胃气虚，胎压尿胕而胎胀腹痛，八珍汤倍茯苓，加橘、半，空心服，服后探吐，药出气定，又服又吐，数次必安。

（产后不语）气血俱虚，八珍汤加菖蒲、远志；不应，独参汤加附子一片，峻补其气，而血自生。若竟用血药，则误矣。

（产后）气血俱虚之人，虽数日不通，饮食如常，腹中如故者，八珍加桃仁、苏子、熟蜜；若多日不解，躁闷异常，不得已，用人参、当归、枳壳煎服，亦权宜之术耳。

（母经不行）气血俱虚，八珍汤加丹皮。

（乳汁少）乳母气血虚而不能蒸乳，八珍汤加黄芪、麦冬。

（妇人流注）月经过期，多日不止，肝脾虚也，八珍加柴胡、丹皮。（《张氏医通·卷十·妇人门上》）

翁仲仁云：痘疮灌浆已满，热毒已解，至收靥时，有数日不焦者，只看痘色如初，此亦无妨，乃表虚不能收敛之故，八珍汤加木通、牛蒡，补脾利水，痘自靥矣。（《张氏医通·卷十二·婴儿门下》）

人参胃风汤 《局方》

【组成】四君子汤去甘草加当归、白芍、川芎、桂枝、粟米。一方，多木香。

【主治】风入胃中，能食便血。

【方论】风入胃中，何以反能食？盖风为阳邪，其性善行，久而化热，即《内经》所谓瘅成为消中者是也。方中但用桂枝去风，而不去热者，以热必随风外解，不必加治耳。（《张氏医通·卷十六·祖方》）

【临床运用】肠风所下之血，清而色鲜，四射如溅，乃风性使然，《素问》所谓久风入中，则为肠风飧泄是也。先与泻青丸一二剂，后与逍遥散，加酒煮黄连、羌、防、乌梅；虚人，人参胃风汤最捷，人所不知。（《张氏医通·卷五·诸血门》）

喻嘉言曰，胃风变证有五：一曰风成为寒热。以风入于胃，必左投肝木而从其类，风气通于肝也。肝木盛则侮脾土，故生寒热，庸医认为外感者此也，宜小柴胡汤。一曰瘅成为消中。瘅者热也，热积胃中，善食而易饥，火之害也，宜白虎加人参。一曰厥成为巅疾。厥者逆也，谓胃气逆而上行，成巅顶之疾，如眩晕之类是也，宜芎辛汤。一曰久风为飧泄。言胃中风炽，飧已即泄，不留停也，若风气入血分，则下鲜血，挟湿热，则下如豆汁，人参胃风汤，有血，加防风。一曰脉风成为疬。言胃中之风，酝酿既久，则营气热，其气不清，故使其鼻柱坏而色败，肌肉之间，渐至溃烂，轻则肌体麻木，目蠕动，牙关紧，面肿能食，升麻胃风汤。此五者，总为胃风之病也。(《张氏医通·卷六·诸风门》)

（脱肛）大肠热甚而脱，升麻汤加羌、防、芩、连；肠风下血而脱，人参胃风汤。(《张氏医通·卷七·大小腑门》)

增损四物汤 《局方》

【组成】四物汤去地黄，加人参、甘草、炮姜。

【主治】血虚发热，食少便溏。(《张氏医通·卷十六·祖方》)

【临床运用】若下血过多，血气不足，四肢倦怠乏力，增损四物汤。有去血虽多，间有崩漏水下，时有鲜血者，四物加丁香、胶、艾、香附、丹皮。失血血崩白淋及经事来多者，四物加参、芪、胶、艾、椿根皮。(《张氏医通·卷十·妇人门上》)

人参安胃散

【组成】保元汤加黄连、茯苓、白芍、生甘草。

【主治】小儿心脾虚极，弄舌。(《张氏医通·卷十六·祖方》)

【临床运用】脾脏虚热，令舌络牵紧，时时微露而即收者，名弄舌，属心脾亏损，温脾散；有热，人参安胃散。(《张氏医通·卷十一·婴儿门上》)

沉香化气丸

【组成】大黄酒蒸　条黄芩各二两　人参　白术各三两　沉香五

钱，另研

【用法】上将前四味锉碎，用姜汁、竹沥七浸七晒，候干为末，和沉香末再研，神曲糊丸，水飞朱砂为衣，晒干勿见火，每服二钱，淡姜汤送下，小儿量减。

【主治】食积痰气，痞胀妨食。

【方论】此仿王隐君滚痰丸之制，去礞石加参、术以祛食积痰饮，虽较滚痰丸稍逊，然二黄得参、术以鼓其势，亦是突围猛帅，勿以其中有参、术，视为兼补漫施，以伐后天，为害非浅鲜也。（《张氏医通·卷十三·专方》）

五噎丸 《千金》

【组成】干姜　蜀椒　吴茱萸　桂心　细辛各一两　人参　白术各二两　橘皮　茯苓各一两半　附子一枚，炮

【用法】上为细末，炼白蜜丸，梧子大，酒服十五丸，日三服，渐加至三十丸。

【主治】胸中久寒，呕逆妨食，结气不消。（《张氏医通·卷十三·专方》）

【临床运用】（噎膈）《千金方》治胸中久寒，呕逆气上，饮食不下，结气不消，用五噎丸。（《张氏医通·卷四·诸呕逆门》）

加味导痰汤

【组成】导痰汤加人参、白术、黄芩、黄连、瓜蒌霜、桔梗、大枣、竹沥、姜汁。

【主治】湿热痰饮，眩晕痰窒。（《张氏医通·卷十六·祖方》）

黄龙汤

【组成】小承气汤本方用大黄三钱，厚朴钱半，枳实一钱，加芒硝二钱，甘草一钱，人参较大黄减半，当归二钱，生姜五片，大枣一枚。

【主治】失下循衣撮空，虚极热盛，不下必死者。

【加减】如肠鸣，去芒硝，加半夏、茯苓；血秘，去甘草，加桃仁泥、生地黄汁；气秘，去当归，加木香；风秘，去大枣，加羌活；年老气虚，去芒硝。

【方论】汤取黄龙命名，专攻中央燥土，土既燥竭，虽三承气萃集一方，不得参、归鼓舞胃气，乌能兴云致雨。或者以为因虚用参，殊不知参在群行剂中，则迅扫之威愈猛，安望其有补益之力欤？《千金》又以小柴胡易名黄龙汤，意在培土以安风木，殊非此方寓补于泻之义。（《张氏医通·卷十六·祖方》）

增损流气饮

【组成】半夏 赤茯苓 陈皮各一钱 甘草炙，五分 苏叶 香附 槟榔大便溏者，去之 木香 大腹皮 枳壳 桔梗各七分 人参一钱五分 肉桂 厚朴姜制，各八分 生姜七片 红枣二枚，擘

【用法】水煎热服。

【主治】诸气郁滞，胸膈痞满，面目浮肿。

【方论】十六味流气饮，以二陈加入破气诸药，杂合成剂，施之藜藿，往往克应，遂为名方。其木香流气饮，依傍《局方》七气、《金匮》四七，似觉彼善于此，然亦杂乱无章。至于分心流气饮、分气紫苏饮，皆仿佛流气，风斯愈下。今只取木香流气，删其繁芜，以为存羊之意。（《张氏医通·卷十三·专方》）

【临床运用】（痞满）郁怒暴痞，面目浮肿，心腹胁满，二便秘涩，四肢胀大，增损流气饮。（《张氏医通·卷三·诸气门上》）

胁痛而气喘，分气紫苏饮、增损流气饮选用。（《张氏医通·卷五·诸痛门》）

启峻汤

【组成】人参 黄芪 当归 白术炒焙，各一钱五分 陈皮八分 甘草炙，五分 肉桂半钱 茯苓一钱五分 干姜炮，四分 肉果 沉香各八分 附子炮，一钱五分

【用法】水煎，温服。气滞硬满者，去黄芪加厚朴，此方出医

林黄治，启东之方不多见，仅一夔耳。

【主治】脾肾俱虚，腹胀少食。(《张氏医通·卷十三·专方》)

【临床运用】（鼓胀）盛启东云：凡下气虚乏，中焦气壅，欲散满则恐虚其下，欲补下则满甚于中，况少服则资壅，多服则宣通，当以启峻汤峻补其下，疏启其中，故气既得峻补，则上行而启其中。中焦运行之令，使之疏通，则中满自消，下虚自实，乃塞因塞用也。(《张氏医通·卷三·诸气门上》)

第四节　补益心气

祛风定志汤

【组成】防风　枣仁炒研　人参　当归各一钱　远志肉一钱二分　橘红　菖蒲　南星泡　茯苓各八分　羌活　甘草炙，各五分　生姜五片

【用法】水煎，服无时。

【主治】心虚惊悸，不能言。(《张氏医通·卷十三·专方》)

【临床运用】（中风后语言謇涩）心血衰少，惊悸不能言，得之于暴者，祛风定志汤。(《张氏医通·卷一·中风门》)

导赤泻心汤

【组成】黄连酒洗　黄芩酒洗　山栀姜制，炒黑　滑石碎　知母　犀角　甘草生　人参　麦门冬去心　茯神各一钱　生姜三片　大枣三枚，擘　灯心一握

【用法】水煎热服。

【主治】热传手少阴，神昏。

【方论】此汤专治伤寒热传手少阴心经之证，盖取《金匮》泻心汤为主，以其热在上而不在下，病在气而不在血，故于本方裁去大黄，易入山栀以清包络之热。知母、犀角以解肺胃之烦，人参、麦冬、甘草、茯神以安君主之神，滑石为导赤之向导，姜、枣为散火之间使。用犀角者，即导赤散中之地黄；用滑石者，即导赤散中

之木通，虽无导赤散中药味，而导赤散之功效备其中矣。尝见时师畏人参助火，除去不用，此与驱饥疲而御大敌何异哉。（《张氏医通·卷十三·专方》）

平补正心丹《局方》

【组成】龙齿通红醋淬，水飞净，一两，形如笔架，处理如石，中白如粉，舔之黏舌者真　远志甘草汤泡，去骨　人参各一两　茯神　酸枣仁炒，各两半　柏子仁　归身　石菖蒲各一两　生地二两，一作熟地　肉桂一两，不见火　山药两半　五味子半两　麦门冬去心，两半　朱砂另研，水飞净，半两

【用法】上十四味，为末，炼白蜜丸，梧子大，朱砂为衣，每服三五十丸，米汤、参汤、龙眼汤、醇酒任下，空心临卧各一服。

【主治】心血虚少，惊悸颤振，夜卧不宁。（《张氏医通·卷十四·颤振门》）

【临床运用】（颤振）心血虚少而振，平补正心丹。（《张氏医通·卷六·诸风门》）

龙齿清魂散

【组成】龙齿醋煅　远志甘草汤泡，去骨　人参　归身各半两　茯神　麦冬去心　桂心　甘草炙，各三钱　延胡索一两　细辛钱半

【用法】为散，每服四五钱，姜三片，红枣一枚，水煎，日再服。此即平补正心丹去枣仁、柏仁、菖蒲、生地、山药、五味、朱砂，加延胡、细辛、甘草。

【主治】心虚挟血，振悸不宁，产后败血冲心，笑哭如狂。（《张氏医通·卷十四·颤振门》）

【临床运用】（颤振）心虚挟血而振，龙齿清魂散。（《张氏医通·卷六·诸风门》）

黄芪丸

【组成】黄芪　人参　熟地　白茯苓　山茱萸肉　薏苡仁各一两

酸枣仁炒　羌活　当归身　枸杞子　羚羊角镑，各七钱五分　桂心
防风　远志肉甘草炙，各半两

【用法】炼白蜜丸，梧子大，每服五七十丸，半饥时温酒下。

【主治】剧劳经脉拘挛，疼痛少眠。（《张氏医通·卷十四·挛门》）

定志丸《千金》

【组成】人参　茯神各三两　石菖蒲　大远志甘草汤泡，去骨，各二两

【用法】上四味，为末，蜜丸梧子大，饮服七十丸，亦可作汤服。

【主治】言语失伦，常常喜笑发狂。

【加减】血虚，加当归；有痰，加橘、半、甘草、生姜。（《张氏医通·卷十四·癫门》）

【临床运用】（心悸）夫气虚者，由阳气内微，心下空虚，内动为悸，心气不定，五脏不足；甚者，忧愁悲伤不乐，忽忽喜忘，惊悸狂眩，《千金》定志丸、《千金》茯神汤，或六君子加菖蒲、远志。（《张氏医通·卷六·神志门》）

（癫狂者）心经蓄热，或时发躁，眼鼻觉热者，定志丸加芩、连、麦冬、牛黄。（《张氏医通·卷六·诸风门》）

远志丸

【组成】远志甘草汤泡，去骨　石菖蒲　茯神　茯苓一作枣仁　人参　龙齿醋，飞，各一两　朱砂五钱，水飞，一半为衣

【用法】炼白蜜丸，梧子大，朱砂为衣，每服五十丸，空心沸汤，临卧温酒送下。

【加减】精髓不守者，加五味子半两；阳事不举者，加山药、萸肉各一两，肉桂半两；自汗不时者，倍枣仁，加黄芪一两。（《张氏医通·卷十四·惊门》）

【临床运用】惊则气乱，郁而生火生涎，涎与气搏，变生诸证，

或短气，或自汗，或眠多异梦，随即惊觉，并宜温胆汤加熟枣仁，如远志丸、妙香散、平补正心丹、龙齿清魂散皆可选用。(《张氏医通·卷六·神志门》)

卧多惊魇，口中有声，温胆汤下远志丸。(《张氏医通·卷六·神志门》)

（恐）治心包者，镇其神，远志丸加朱砂、琥珀、犀角。(《张氏医通·卷六·神志门》)

（健忘）精神短少，人参养荣汤送远志丸。(《张氏医通·卷六·神志门》)

补胆防风汤

【组成】防风一钱　人参钱半　细辛五分　甘草炙　茯神　独活　前胡　川芎各八分　生姜三片　红枣二枚，擘

【用法】水煎，去滓热服。

【主治】胆虚风袭，惊悸不眠。

【加减】卧多惊魇遗溲者，本方加羌活、桂枝；胆寒者，去川芎、前胡，加熟枣仁、远志、肉桂、白术；有痰，加半夏、白术、天麻。(《张氏医通·卷十四·惊门》)

【临床运用】卧多惊魇遗溲者，补胆防风汤加羌活、桂枝，此下焦风寒，宜风药行经也。(《张氏医通·卷六·神志门》)

（恐）胆虚目暗，喉痛数唾，眩冒五色所障，梦见争讼，恐惧面色变者，补胆防风汤。(《张氏医通·卷六·神志门》)

茯神汤 《千金》

【组成】茯神　茯苓　人参各一两　菖蒲半两　赤小豆四十粒

【用法】上五味，以水一斗，煮取二升半，分三服。

【主治】心虚神气不宁，烦热惊悸。(《张氏医通·卷十四·惊门》)

茯苓补心汤 《千金》

【组成】茯苓六钱　桂枝三钱　甘草二钱　紫石英碎如米粒，一两

人参　麦门冬_{去心，各五钱}　大枣_{四枚}　赤小豆_{一合}

【用法】水煮，日三服。

【主治】心气不足，善悲愁恚怒，衄血面黄，烦闷，五心烦热，独语不觉，妇人崩中面赤。(《张氏医通·卷十五·妇人门上》)

【临床运用】（崩漏）崩漏淋沥，冲任衰弱，脏腑虚冷故也，《千金》茯苓补心汤。(《张氏医通·卷十·妇人门上》)

远志汤 《千金》

【组成】远志肉　麦门冬　人参　甘草_炙　当归　桂心　芍药_{各一钱}　茯苓_{一钱半}　生姜_{三片}　大枣_{四枚}

【用法】上十味，水煎，去滓温服。

【主治】产后心悸恍惚，语言错乱。(《张氏医通·卷十五·妇人门下》)

【加减】心胸逆气，加半夏七枚。

茯神汤 《千金》

【组成】茯神　人参　芍药　当归_{各六钱}　桂心　甘草_{各三钱}　生姜_{三片}　大枣_{三枚}

【用法】上八味，水煎，分三服。

【主治】产后冲悸，志意恍惚，语言错谬。(《张氏医通·卷十五·妇人门上》)

【临床运用】（健忘）心气不足，妄有见闻，心悸跳动，恍惚不定，《千金》茯神汤。(《张氏医通·卷六·神志门》)

产后心悸，皆心虚所致。《千金》治产后冲悸，志意恍惚，言语错乱，用茯神汤。虚热口燥，加麦门冬；虚，加人参；善忘，加远志、麦门冬。(《张氏医通·卷十·妇人门上》)

人参丸 《千金》

【组成】人参　茯苓　麦门冬_{去心}　薯蓣_{各二两}　泽泻　甘草　菖蒲　干姜　桂心_{各一两}

【用法】上九味，为末，蜜和枣膏丸，如梧子大，空心酒服二三十丸，日三夜一服。

【主治】产后大虚心悸，志意不安，恍惚恐畏，虚烦不眠少气。(《张氏医通·卷十五·妇人门下》)

【临床运用】产后大虚心悸，志意不安，恍惚恐畏，虚烦不眠少气，人参丸；吸吸乏气善忘，本方去薯蓣加远志，亦孙真人法也。(《张氏医通·卷十·妇人门上》)

《秘旨》安神丸

【组成】人参　枣仁　茯神　半夏炙，各一钱　当归　橘红　芍药各七分　五味子七粒　甘草炙，三分为末

【用法】姜汁和丸，芡实大，每服一丸，薄荷汤化下。

【主治】心经虚热，睡中惊悸夜啼。(《张氏医通·卷十五·婴儿门上》)

菖蒲丸

【组成】石菖蒲　赤茯苓各三钱　人参五钱　丹参二钱　天门冬烘热去心，切焙　麦门冬去心　远志肉甘草制　甘草炙，各一钱

【用法】为末，蜜丸，赤豆大，朱砂为衣，每服二三十丸，空心灯心汤下。

【主治】心气不足，不能言语。(《张氏医通·卷十五·婴儿门上》)

炙甘草汤 《玉函》

【组成】桂枝汤去芍药、倍甘草，加人参二钱，生地三钱，麦门冬二钱，麻子仁一钱，阿胶二钱。

【主治】伤寒脉结代、心动悸，及肺痿唾多，心中温温液液，虚劳不足，汗出而闷。

【方论】浑是清润调补药中，但用桂枝一味以流动经脉之滞，麻仁一味以滋润肠胃之结，而脉虚结代，心虚动悸，一切虚劳不足，得以荣养，则脉虚自复，心悸自宁矣。(《张氏医通·卷十六·

祖方》)

【临床运用】（肺痿）肺痿涎唾多，心中温温液液者，炙甘草汤主之，此《外台》法也。（《张氏医通·卷四·诸气门下》）

竹沥饮子《千金》

【组成】 芎䓖 防己 附子 人参 芍药 黄芩 甘草 桂心各一分 羚羊角三分 石膏六分 杏仁十四粒 麻黄 防风各分半

【用法】用此方，当先以竹沥二十分，生葛汁十分，姜汁一分和服，然后用竹沥饮子。上十三味，水煮减半，内竹沥十分，生葛汁五分，姜汁半分，分三服取汗，间二三日更服一剂，三服后随病进退增减。

【主治】风痱身无痛，四肢不收，志乱不甚者。（《张氏医通·卷十三·专方》）

牛黄清心丸《局方》裁定

【组成】 牛黄 羚羊角勿经火，镑为末 茯苓 白术生用 桂心当归 甘草各三钱 麝香 雄黄炼，水飞净，各二钱 龙脑钱半 人参犀角各五钱

【用法】上十二味，各取净末配匀，蜜如成剂，分作五十丸，金箔为衣，待干蜡护，临用开化，沸汤、姜汤任下。

【主治】初中痰涎壅盛，昏愦不省，语言謇涩，瘫痪不遂，一切痰气闭塞证。

【方论】原方尚有防风、黄芩、麦门冬、白芍、柴胡、桔梗、杏仁、芎䓖、阿胶、大豆黄卷、蒲黄、神曲、白蔹、干姜、薯蓣、大枣一十六味，因太冗杂故去之。（《张氏医通·卷十三·专方》）

第五节 补益肾气

加减桑螵蛸散

【组成】 桑螵蛸三十枚，酥炙 鹿茸一对，酥炙 黄芪三两，蜜酒炙

麦门冬_{去心，二两半} 五味子_{半两} 补骨脂_{盐酒炒} 人参 厚杜仲_{盐酒炒，各三两}

【用法】为散，每服三钱，空心羊肾煎汤调服，并用红酒细嚼羊肾；或羊肾汤泛为丸，空心酒下三钱。

【主治】阳气虚弱，小便频数，或遗溺。(《张氏医通·卷十四·小便不禁门》)

【临床运用】小便不禁而淋沥涩痛者，此真阳不固而下渗也，固脬丸；不应，用加减桑螵蛸散。昼甚者，为阳虚，补中益气加熟附子；夜甚者，为阴虚，八味丸。(《张氏医通·卷七·大小腑门》)

附子汤《玉函》

【组成】术附汤加茯苓、白芍各一两，人参六钱。

【主治】少阴病始得之，背恶寒，脉沉，身体骨节痛。(《张氏医通·卷十六·祖方》)

【临床运用】(背恶寒)一者暴中阴寒，四肢厥冷而背恶寒，脉必沉细，附子汤温散之。(《张氏医通·卷三·寒热门》)

固本丸

【组成】二冬膏加生、熟地黄，与本方二冬各八两，人参四两。

【用法】蜜丸，酒下四钱，熬膏尤宜，食少便滑禁用。

【主治】老人津血俱亏，咳逆便秘。

【方论】固本丸虽主扶阴抑阳，然四味纯阴之性，仅用少许人参，已觉味胜于气矣，而世本此方二冬、二地各用八两，人参二两，几几乎群阴剥阳之象，况复举世医流，往往削去人参，盍知阴柔之味，不得阳和之力，每致夺食作泻，《内经》所谓无阳则阴无以化，安望其有补益之验欤？或问近世病家吝惜多金，医家迎合鄙性，往往用参汤服丸，此法可否？曰，此曲突徙薪之法也，鄙夫但知人参珍贵，以为入口便补，不知配合之妙，全在佐使得宜，若用参汤送丸，则参力先行，至丸化时参力相去已远，非若膏剂之用参

汤调服，仍得并力奏功也。(《张氏医通·卷十六·祖方》)

【临床运用】肾脏血虚，大肠风秘，生何首乌捣自然汁一盏，和白蜜，炖热服之，六味丸加蜜调服亦通，固本丸作膏常服亦妙。(《张氏医通·卷七·大小腑门》)

（消瘅）心膈有热消渴，咽干面赤，生料固本丸加黄芪、甘草、石斛、泽泻、枇杷叶。(《张氏医通·卷九·杂门》)

（虚损）咳嗽有红，用固本丸、集灵膏。(《张氏医通·卷二·诸伤门》)

春泽汤

【组成】五苓散加人参。

【主治】气虚伤湿，小便不利。(《张氏医通·卷十六·祖方》)

【临床运用】凡大便泄，服理中汤，小便不利，大便反泄，不知气化之故，本肺不传化，以纯热之药治之，是以转泄，少服则不止，多服则愈，热所以不分，五苓散加人参、炙甘草，名春泽汤。经云：膀胱者，州都之官，津液藏焉，气化则能出矣。(《张氏医通·卷七·大小腑门》)

（石顽）尝见苍黑肥盛之人及酒客辈，皆素多湿热，其在无病之时，即宜常服调气利湿之剂，如六君子加黄连、沉香、泽泻之类，夏秋则清燥汤，春夏则春泽汤加姜汁、竹沥，使之日渐消弭，此谓不治已病治未病也。(《张氏医通·卷二·诸伤门》)

加味虎潜丸

【组成】虎潜丸去知母，加人参、黄芪、山药、枸杞各二两，五味子一两。

【主治】痿濡而厥。(《张氏医通·卷十六·祖方》)

《秘旨》正元散

【组成】人参三两，用川乌一两，煮汁收入，去川乌　白术二两，用橘皮五钱，煮汁收入，去橘皮　茯苓二两，用肉桂六钱，酒煎收入晒干，勿见火，去桂　甘草一两五钱，用乌药一两，煎汁收入，去乌药　黄芪一两五钱，用川芎一两，酒煎收入，去川芎　薯蓣一两，用干姜三钱，煎汁收入，去干姜

【用法】上六味，除茯苓，文火缓缓焙干，勿炒伤药性，杵为散，每服三钱。水一盏，姜三片，红枣一枚（擘），煎数沸，入盐一捻，和滓调服，服后饮热酒一杯以助药力。

【主治】命门火衰，不能生土，吐利厥冷，有时阴火上冲，则头面赤热，眩晕恶心，浊气逆满，则胸胁刺痛，脐腹胀急。

【方论】此方出自虞天益《制药秘旨》，本《千金方》一十三味，却取乌头、姜、桂等辛燥之性，逐味分制四君、芪、薯之中，较七珍散但少粟米而多红豆，虽其力稍逊原方一筹。然雄烈之味，既去其滓，无形生化有形，允为温补少火之驯剂，而无食气之虞，真《千金》之功臣也。（《张氏医通·卷十四·眩晕门》）

【临床运用】有眩晕之甚，抬头则屋转，眼常黑花，观见常如有物飞动，或见物为两，宜三五七散，或《秘旨》正元散加鹿茸，兼进养正丹。（《张氏医通·卷六·诸风门》）

七子散 《千金》

【组成】五味子　钟乳粉　牡荆子　菟丝子　车前子　菥蓂子石斛　干地黄　薯蓣　杜仲　鹿茸　远志各八铢　附子　蛇床子芎䓖各六铢　山茱萸　天雄　人参　茯苓　黄芪　牛膝各五铢　桂心苁蓉各十铢　巴戟天十二铢

【用法】上二十四味，治下筛，酒服方寸匕，日二。不知增至二匕，以知为度，禁如药法。不能酒者，蜜丸服亦可。

【主治】丈夫风虚目暗，精气衰少无子，补不足。（《张氏医通·卷十五·妇人门上》）

炼真丸

【组成】大腹子七两，童便浸，切　茅山苍术去皮，泔浸，麻油炒

人参 茯苓各三两 厚黄柏三两,童便、乳汁、盐水各制一两 鹿茸大者
一对,酥炙 大茴香去子,一两 淫羊藿去刺,羊脂拌炒 泽泻 蛇床子
酒炒 白莲须酒洗 沉香另末,勿见火 五味子各一两 金铃子即川楝
子,酒煮,去皮核,三两 凤眼草一两,即樗树叶,中有子一粒,形如凤眼,
故名,如无,樗根皮代之

【用法】上为末,用干山药末调糊代蜜为丸,空心盐汤送下三
四钱,临卧温酒再服二钱。

【主治】高年体丰痰盛,饱饫肥甘,恣情房室,上盛下虚,及
髓脏中多着酒湿,精气不纯,不能生子者,服之并效。

【方论】炼真者,炼精气,使之纯粹也。故方中专以大腹佐黄
柏、茅术涤除身中素蕴湿热,则香、茸、茴香不致反助浊湿痰气,
何虑年高艰嗣哉!(《张氏医通·卷十五·妇人门上》)

龟鹿二仙膏

【组成】鹿角胶一斤 龟甲胶半斤 枸杞六两 人参四两,另为细末
桂圆肉六两

【用法】上五味,以杞、圆煎膏,炼白蜜收。先将二胶酒浸,
烊杞圆膏中,候化尽,入人参末,瓷罐收贮,清晨醇酒调服五六钱。

【主治】督任俱虚,精血不足。(《张氏医通·卷十三·专方》)

三痹汤

【组成】人参 黄芪酒炒 白术 当归 川芎 白芍 茯苓各一
钱 甘草炙 桂心 防己 防风 乌头炮,各五分 细辛三分 生姜三
片 红枣二枚

【用法】水煎,不拘时,热服。

【主治】治风寒湿气合病,气血凝滞,手足拘挛。

【方论】此方合保元、四君、内补建中、防己黄芪、防己茯苓
汤、《千金》防己汤等方,但加防风以搜气分之风,川芎以搜血分
之风,细辛以搜骨髓之风。于原方中削去生地、牛膝、杜仲、续

断、秦艽、独活，增入防己、白术、乌头以祛除风湿，则参附、芪附、术附、桂附、真武等法，俱在其中。彼用附子之雄以播真阳，此借乌头之烈以祛痹着，盖杂合之气，须杂合之方，方为合剂。第恐地黄、牛膝辈阴柔之药，难振迅扫之威，是不得不稍为裁酌，用方者，毋以擅改成方为妄也。(《张氏医通·卷十四·腰痛门》)

【临床运用】（腰痛）肾虚由卧湿地，流入腰脚，偏枯冷痹疼重，《千金》独活寄生汤；兼风湿者，改定三痹汤；如挟寒湿，并用摩腰膏；虚寒甚而挟湿者，术附汤；挟湿热者，羌活胜湿汤合二妙散。(《张氏医通·卷五·诸痛门》)

参苓琥珀散

【组成】人参　延胡索各五钱　丹皮一作柴胡　茯苓各四钱　川楝子煨，去皮核　琥珀各二钱　泽泻　当归梢　甘草梢生，各三钱

【用法】为散，每服四钱，长流水煎，去滓热服，日进二服。

【主治】小便淋涩，茎中痛引胁下。(《张氏医通·卷十四·淋门》)

【临床运用】小便淋沥，茎中痛不可忍，相引胁下痛，参苓琥珀散。(《张氏医通·卷七·大小腑门》)

烧羊肾 《千金》

【组成】甘遂　桂心一作附子　杜仲　人参

【用法】上四味等份，治下筛，以方寸匕纳羊肾中，炙之令熟，服之。

【主治】肾虚而受寒湿，腰疼不得立。(《张氏医通·卷十四·腰痛门》)

第六节　益气养血生津

麦门冬汤《金匮》

【组成】麦门冬去心，一两　半夏洗，钱半　人参一钱　甘草炙，六分　粳米半合　大枣四枚，擘

【用法】上六味，水煎，温分日三夜一服。

【主治】火逆上气，咽喉不利。

【方论】此即白虎加人参汤去石膏、知母，加麦冬、半夏、大枣也。(《张氏医通·卷十三·专方》)

【临床运用】（咳嗽）火逆上气，咽喉不利者，止逆下气，麦门冬汤主之。

此胃中津液干枯，虚火上炎之证。凡肺病有胃气则生，无胃气则死。胃气者，肺之母气也。故于竹叶石膏汤中，偏除方名二味，而用麦冬数倍为君，兼参、草、粳米以滋肺母，使水谷之精微，皆得上注于肺，自然沃泽无虞。当知火逆上气，皆是胃中痰气不清，上溢肺隧，占据津液流行之道而然，是以倍用半夏，更加大枣，通津涤饮为先，奥义全在乎此。若浊饮不除，津液不致，虽日用润肺生津之剂，乌能建止逆下气之勋哉？俗以半夏性燥不用，殊失仲景立方之旨。

秋深伤热，咳嗽而洒淅恶寒发热者，《千金》麦门冬汤。(《张氏医通·卷四·诸气门下》)

竹叶黄芪汤

【组成】淡竹叶一握　黄芪生　生地黄　麦门冬去心　当归　川芎　甘草　黄芩　芍药　人参钱半　石膏二钱

【用法】水煎热服。

【主治】气虚，胃火盛而作渴。(《张氏医通·卷十五·痈疽门》)

【临床运用】（疮疡肌肉不生）烦热作渴，起居如常者，胃热也，竹叶黄芪汤。（《张氏医通·卷九·疮疡门》）

参芪四圣散

【主治】痘胃虚少食，发热作渴而起发迟。

【组成】人参　黄芪　白术各一钱　紫草茸　茯苓　芍药各八钱　当归七分　木通六分　防风　甘草　川芎各五分　粳米一撮

【用法】水煎，热服。（《张氏医通·卷十五·婴儿门下》）

【临床运用】若起发迟不红活，不作脓，不结痂，或发热作渴，饮食少思，此脾胃虚弱也，参芪四圣散补之。（《张氏医通·卷十二·婴儿门下》）

人参白虎汤 《玉函》，即白虎加人参汤

【组成】白虎汤加人参。

【主治】热病舌干，大渴发热背寒。（《张氏医通·卷十六·祖方》）

【临床运用】（背恶寒）一者中暑热，亦多有背恶寒，人参白虎、清暑益气，按证清解之。

经言：虚邪之中人也，洒洒动形；正邪之中人也，微见于色，不知其身。又曰：阳明所谓洒洒振寒，阳明者，午也，五月盛阳之阴也。阳盛而阴气加之，故洒洒振寒，当泻阳者也。又云：阳气客于皮肤，阴气盛，阳气虚，故振振寒栗，当补阳者也。

六脉弦细而涩，按之空虚，此大寒证，亦伤精气，当温补者也。泻阳，白虎加人参汤、竹叶石膏汤；补阳，黄芪建中汤。（《张氏医通·卷三·寒热门》）

渴欲饮水，口干舌燥者，白虎加人参汤主之。

至于渴欲饮水，口干舌燥，明系热在上焦，故用白虎以荡涤膈上之热，加人参以救津液也。

夏月暑病遗尿者，白虎加人参汤，一服即应。（《张氏医通·卷七·大小腑门》）

赵养葵云：上消者，舌上赤裂，大渴引饮，《逆调论》谓心移热于肺，传为膈消者是也，以白虎加人参汤治之。(《张氏医通·卷九·杂门》)

（痘疮）若身热手足自汗不止而疤痕紫赤者，胃中余热旁达四末也，犀角地黄汤；夏暑，人参白虎汤。

麻疹干咳连声不断，是火邪凌烁肺金所致，然咳则毛窍开而麻易出，故未出之先，最喜咳甚，发透其咳自已。若出尽及没后而咳仍不止者，清咽滋肺汤；咳嗽多痰，去麦冬，加橘皮、茯苓。其有感触风寒，咳嗽烦闷，呕逆清水，眼赤咽痛，口舌生疮者，甘桔汤加芩、连；没后见者，人参白虎汤去知母，易麦冬，以滋化之。

泄泻为麻疹之常候，热邪得以开泄也。发热时泻而黄赤稠黏，小水短涩者属热，四苓散加木通、滑石；已出，人参白虎汤去知母易麦冬，其证必多发渴，渴甚不止，热甚不退，虽数剂无妨。(《张氏医通·卷十二·婴儿门下》)

竹叶石膏汤《玉函》

【组成】白虎汤去知母，加竹叶、人参、半夏、麦门冬。

【主治】大病后烦热作渴。(《张氏医通·卷十六·祖方》)

【临床运用】若行人或农夫于日中劳役得之，此热伤阳证也，必苦头痛发热汗泄，肌肤大热而渴，乃天热外伤元气也，宜益元散、白虎汤、竹叶石膏汤选用。(《张氏医通·卷二·诸伤门》)

经言：虚邪之中人也，洒洒动形；正邪之中人也，微见于色，不知其身。又曰：阳明所谓洒洒振寒，阳明者，午也，五月盛阳之阴也。阳盛而阴气加之，故洒洒振寒，当泻阳者也。又云：阳气客于皮肤，阴气盛，阳气虚，故振振寒栗，当补阳者也。

六脉弦细而涩，按之空虚，此大寒证，亦伤精气，当温补者也。泻阳，白虎加人参汤、竹叶石膏汤；补阳，黄芪建中汤。(《张氏医通·卷三·寒热门》)

（咳嗽）上半日嗽多，属胃中有火，竹叶石膏汤降泄之。(《张氏医通·卷四·诸气门下》)

（虚烦）大病后有余热，呕吐咳逆，虚烦不安，竹叶石膏汤。（《张氏医通·卷六·神志门》）

（小便黄赤）胃热者，口中干淡引饮，肌肤壮热，竹叶石膏汤。（《张氏医通·卷七·大小腑门》）

麻痘之初，必由发热，但痘热不过二三日即出，麻热有六七日，或半月乃出，或乍凉乍热，或壮热经日不退。始热之际，必见面赤眼肿，多涕泪，咳嗽连声，是其候也。热甚经日不退，曰壮热，唯正出时为正候。若初发壮热，至已出而热不少衰者，其证必重，清热透肌汤；出尽而壮热不退者，竹叶石膏汤去半夏，加荆芥、黑参；没后而壮热不退者危，急需凉解为主。

渴乃肺胃热盛之候，唇口必红，二便秘涩者，门冬甘露饮。若二便清利，唇色不红而但渴者，此必寒凉太过，脾虚不生津液而作渴也，七味白术散去木香，加粳米；渴而烦躁者，是热邪凌烁心包，白虎汤加麦冬、竹叶；正没时，竹叶石膏汤去半夏；渴而腹胀者，本虚实滞，为难治也。

喘者，热邪壅遏肺窍，气道阻塞而然，其证有虚实之分，虚者难治，实者易调。虚则小便清利，大便溏泄，身无大热，虽清痰润肺，多难获效；实则大便坚燥，小便赤涩，身发壮热，竹叶石膏汤去半夏，加蒌仁、贝母；冬月，量加蜜炙麻黄，随手而应。

谵妄是热邪炽盛于心包，若发热正出时见者，为火邪内伏，不得透表而致，白虎汤加荆芥、鼠粘子，甚则加麻黄以发越之；在正没后，并宜竹叶石膏汤去半夏，加生地黄以清解之。（《张氏医通·卷十二·婴儿门下》）

石顽曰，唇青有二：若唇与爪甲俱青而烦渴引饮者，为热伏厥阴，竹叶石膏汤；若唇青厥冷而畏寒，振振欲擗地者，为寒犯少阴，真武汤。（《张氏医通·卷八·七窍门上》）

（疮疡作渴不止）右关脉洪数有力，胃火消烁津液也，竹叶石膏汤。（《张氏医通·卷九·疮疡门》）

兰香饮子

【组成】白虎汤去粳米，加人参、生甘草、兰香（俗名香草）防风、升麻、桔梗、连翘、半夏、白豆蔻。

【主治】消中能食而瘦，大渴便秘。

【方论】消中为脾胃积热，故东垣本人参白虎而立兰香饮子，《内经》所谓治之以兰，除陈气也。但方中防风、半夏、豆蔻、升麻，未免过于辛燥，曷不去此加入麦冬、五味以滋化源，佐白虎以化胃热，兰香以除陈气，与归脾汤中用木香之意不殊，或于竹叶石膏汤中，加知母、兰香尤妥。（《张氏医通·卷十六·祖方》）

【临床运用】中消，脾液上乘口甘者，兰香饮子；老人虚人，脾胃虚热不能收敛津液而口甘者，当滋补脾气，补中益气去升、柴，加兰香、煨葛根。（《张氏医通·卷八·七窍门上》）

清热解毒汤

【组成】白虎汤去粳米，加人参、羌活、升麻、葛根、白芍、黄芩、黄连、生地黄、生姜。

【主治】时疫大热。（《张氏医通·卷十六·祖方》）

地黄煎 《千金》

【组成】生地黄汁　枸杞子汁二味酒捣，各取汁　荆沥　竹沥各半斤　真酥　生姜汁各一合　人参　天门冬去心，各一两　白茯苓八钱　大黄酒蒸　栀子姜汁炒黑，各五钱

【用法】上十一味，以后五味为细末，入前六汁内，调服方寸匕，再服渐加，以利为度。

【主治】风热心烦，咳喘便秘，脾胃热壅，食不下。（《张氏医通·卷十三·专方》）

瓜蒌葛根汤

【组成】白虎汤去知母、粳米，加人参、天花粉、葛根、防风。

【主治】风温，无大热而渴。

【方论】此汤治风温，无大热而渴，夫既无大热，则不当渴矣，既渴必非无大热也。缘风温之热邪内蕴，故借白虎加人参汤，裁去知母、粳米，加天花粉以清热解渴，葛根以布胃行津，防风以开表散邪，人参、甘草佐石膏、瓜蒌以化热，性虽甘温，当无助长伏邪之虞。(《张氏医通·卷十六·祖方》)

《本事》利膈汤

【组成】薄荷叶　荆芥穗　防风　桔梗　人参　牛蒡子　甘草等分

【用法】水煎，不拘时缓缓服，如口疮甚而多痰声者，加僵蚕；壮热脉实，去人参加黑参、犀角、山豆根。

【主治】脾肺积热，咽喉生疮。(《张氏医通·卷十五·咽喉门》)

羚羊角汤

【组成】羚羊角镑　人参各钱半　黑参　地骨皮　羌活　车前各一钱二分

【用法】水煎，食前热服。

【主治】肝热生风内障。(《张氏医通·卷十五·目门》)

【临床运用】生于风轮，从上而下，证有数般，缓急各异。一胬肉初生，一偃月侵睛，一赤膜下垂，治各不同。此只白障漫生，自上而下，为混障，间有微红，因其触犯，搏动其火，方有变证。其病从上而下，本当言顺，何以逆称？盖指火而言，火本炎上，今反下垂，是谓逆矣。生熟地黄丸、羚羊角汤选用；虚者，兼进补肾丸。

视瞳神内有气色昏蒙，如晴山笼淡烟也，然自视尚见，但比平时光华则昏蒙日进，急宜治之，免变绿色，变绿色则病甚而光没矣。阴虚血少之人，及竭劳心思，忧郁忿恚，用意太过者，每有此患，然无头风痰气夹攻者，则无此证。病至此危在旦夕，急用羚羊角汤。(《张氏医通·卷八·七窍门上》)

羚羊补肝散

【组成】羚羊角镑　人参各三两　茯苓　防风各二两　细辛　黑参　车前　黄芩　羌活各一两

【用法】为散，食后米汤调服二钱。

【主治】肝风内障。（《张氏医通·卷十五·目门》）

薯蓣丸《金匮》

【组成】薯蓣即山药，二两　当归　桂枝　曲干　地黄　大豆黄卷各七钱半　甘草炙，一两二钱　人参　阿胶各五钱　芎劳　芍药　麦门冬　白术　杏仁　防风　柴胡　桔梗　茯苓各四钱　干姜二钱　白蔹钱半　大枣五十枚，为膏

【用法】上二十一味，末之，炼白蜜和丸，如弹子大，空心服一丸，一百丸为剂。

【主治】虚劳诸不足，风气百疾。（《张氏医通·卷十三·专方》）

人参丸

【组成】人参　当归　大黄酒蒸　瞿麦穗　赤芍药　赤茯苓　肉桂各二两　苦葶苈熬，一两

【用法】为末，炼白蜜丸，梧子大，每服十五丸，空腹米饮下。

【主治】月经不利，血化为水，四肢浮肿，亦曰血分。（《张氏医通·卷十三·专方》）

【临床运用】痹在脉，人参丸。（《张氏医通·卷六·痿痹门》）

解毒汤

【组成】四物汤换生地，加人参、连翘、黄连、甘草、陈皮、木通、竹叶。

【主治】痘疮血气弱，干焦黑陷。（《张氏医通·卷十六·祖方》）

艾煎丸 《局方》

【组成】四物汤本方归、地、芍各二两，川芎一两，加人参、石菖蒲（炒）、吴茱萸（用开口者，醋炒）各一两。

【用法】为末，用蕲艾四两，酒煎浓汁，入糯米糊为丸，梧子大，每服百丸，醇酒下。

【主治】妇人崩伤淋沥，带下赤白，小腹痛。

【加减】加肉桂、熟附子各一两，香附四两，名艾附丸。（《张氏医通·卷十六·祖方》）

【临床运用】（崩漏）如小腹急痛，兼下赤白带者，艾煎丸。（《张氏医通·卷十·妇人门上》）

鳖甲煎丸 《金匮》

【组成】鳖甲炙，一两二钱　柴胡　芍药　牡丹䗪虫熬　乌扇烧　鼠妇熬　蜣螂熬，各四钱　桂枝《千金》作桂心　阿胶各三钱　黄芩　桃仁　干姜　大黄　半夏　人参　厚朴　蜂房炙，各二钱　石韦去毛　紫葳各二钱半　葶苈　瞿麦各一钱半　赤硝一两

【用法】上二十三味，为末，取煅灶下灰一斗，清酒一斛，浸灰候酒尽一半，滤去灰，着鳖甲于中，煮令泛烂如胶漆，绞取汁，纳诸药末煎为丸，如梧子大，空心服七丸，日三服。

【主治】疟母一切痞积。

【方论】《千金》无鼠妇、赤硝，多海藻、大戟。此方妙用，全在鳖甲之用灰淋酒，煮如胶漆，非但鳖甲消积，酒淋灰汁，亦善消积，较疟母丸之用醋煮，功用百倍。（《张氏医通·卷十三·专方》）

严氏清魂散

【组成】人参　川芎各一两　荆芥穗二两　泽兰叶　甘草炙，各八钱

【用法】为散，沸汤、温酒各半盏，调服二钱，童便尤良。

【主治】产后气虚血晕。（《张氏医通·卷十五·妇人门下》）

辰砂七珍散

【组成】人参 菖蒲各一两 川芎七钱半 细辛二钱半 防风四钱
甘草炙，三钱半，一作生地 辰砂水飞，三钱

【用法】为散，每服三钱，薄荷汤调服。

【主治】产后血虚不语。

【加减】肥人，加半夏、茯神、僵蚕；瘦人，加当归、蝎尾、
钩藤。（《张氏医通·卷十五·妇人门下》）

人参养荣汤《局方》

【组成】保元汤加白术、茯苓、橘皮、熟地、当归、芍药、肉
桂、远志肉、五味子。

【主治】心脾虚寒。

【方论】方中诸品，皆心脾二经之药，而方下旧注云：补肺虚，
谬矣！夫养营正当补养心脾，原无借于肺气也。（《张氏医通·卷十
六·祖方》）

【临床运用】（中风）因脾胃虚而四肢不举者，慎不可杂以风
药；风热痰盛者，但加姜汁、竹沥；肥人多湿痰，少加制附子行
经；病在半表半里，外无六经之形证，内无便溺之阻隔，知为血弱
不能养筋，故手足不能运动，舌强不能语言。古法用大秦艽汤，然
不若十全大补、大建中、人参养荣选用。（《张氏医通·卷一·中风
门》）

（卑慄之病）胸中痞塞，不能饮食，心中常有歉，爱居暗处，
或倚门后，见人则惊避无地，此卑慄之病，藿香正气散；虚者，人
参养荣汤。（《张氏医通·卷六·神志门》）

加味竹叶汤

【组成】白茯苓钱半 麦门冬去心，二钱半 黄芩一钱 人参一钱
竹叶五片 粳米一撮

【用法】水煎，空腹热服。

【主治】妊娠心烦不解，名曰子烦。

【加减】肥人，加半夏、生姜。原方无人参、粳米。

【临床运用】妊娠苦烦闷，头目昏重，是心肺虚热，或痰积于胸，吐涎恶食，《千金》竹沥汤。若吐甚则胎动不安，烦闷口干；不得眠者，加味竹叶汤；气虚者，倍人参。（《张氏医通·卷十·妇人门上》）

温经汤《金匮》

【组成】四物汤去地黄加阿胶、甘草、人参、肉桂、吴茱萸、牡丹皮、麦门冬、半夏、生姜，更加白术，名大温经汤。

【主治】经水不调崩带，及唇口干燥，并治经阻不通，咳嗽便血，此肺移热于大肠也。

【方论】此方本胶艾汤而立，以虚火上炎，唇口干燥，故用麦冬；浊湿下渗，不时带下，故用半夏。若无二证，不必拘执成方也。（《张氏医通·卷十六·祖方》）

人参酸枣汤

【组成】人参　枣仁炒研　山栀熬黑　生地黄　麦门冬去心　当归等份　甘草炙，减半

【用法】水煎温服。

【主治】心肺虚热，烦躁不宁。（《张氏医通·卷十五·婴儿门下》）

【临床运用】痘疮成浆之时，精神倦怠，神思昏沉，不省人事，呼之不应，自语呢喃，如邪祟状，此痘出太过，心脏空虚，神无所依也，人参酸枣汤。气虚，大剂独参，或保元加枣仁、茯神；若烦热气壮，痰涎涌盛者，改定清心丸；如服药后不宁，反加闷乱者死，浆清不食者，不治。（《张氏医通·卷十二·婴儿门下》）

珍珠母丸

【组成】珍珠母即石决明，七孔者良，煅赤醋淬，七钱五分　龙齿煅赤，醋淬，水飞　沉香另研，勿见火，各五钱　人参　茯苓　枣仁炒

柏子仁　犀角镑，各一两　当归身　熟地黄各二两　朱砂五钱，另研，水飞

【用法】上为细末，炼白蜜丸，梧子大，朱砂为衣，每服五七十丸，临卧薄荷汤送下。

【主治】肝虚不能藏魂，惊悸不寐。(《张氏医通·卷十四·惊门》)

【临床运用】《本事方》治卧则魂梦飞扬，惊悸多魇，通夕不寐，先用独活汤数剂，后用珍珠母丸神效。盖因肝脏本虚，虚风内袭，所以魂游无定。肝，藏魂者也，风气水饮，乘虚袭入于肝，是以魂不宁而飞扬，若离体状，若作心血虚治必殆。此证最易愠怒，小怒则惊悸转剧，虚火不时上升，岂非肝脏受困之验欤? 二方非深明木盛生风，木槁生火之理，不能识其奥妙，不能用以建功也。(《张氏医通·卷六·神志门》)

辰砂妙香散 《局方》

【组成】黄芪蜜炙　人参各二两　甘草炙　桔梗　山药　远志甘草汤泡，去骨　茯神　茯苓各一两　木香煨，二钱五分　辰砂另研，水飞净，三钱　麝香另研，一钱

【用法】上十一味，为散，每服二钱，不拘时温酒调服。

【主治】心脾不足，恍惚不睡，盗汗遗精，衄血溺血。

【加减】《秘旨》无木香，有缩砂三钱。本方去黄芪、山药、桔梗、木香，加龙骨、益智，即王荆公妙香散。(《张氏医通·卷十四·溲血门》)

【临床运用】(健忘)心气不足，精神恍惚，少睡，夜多盗汗，怔忡健忘，辰砂妙香散。(《张氏医通·卷六·神志门》)

(淋证)心脾血虚，归脾汤、辰砂妙香散选用。(《张氏医通·卷七·大小腑门》)

独活寄生汤 《千金》

【组成】四物汤加独活、桑寄生、杜仲、牛膝、细辛、秦艽、

茯苓、桂心、防风、人参、甘草。《古今录验》无寄生，有续断；《肘后》无寄生、人参、甘草、当归，有附子。

【主治】风痹腰脚疼重。产后腹痛不得转动，及腰脚挛痛，不得屈伸，痹弱者，宜服此汤。(《张氏医通·卷十六·祖方》)

【临床运用】（大股痛）因卧湿地，流入脚膝，痹弱疼重，《千金》独活寄生汤；夏月湿热沉重而痛，当归拈痛汤。(《张氏医通·卷五·诸痛门》)

第七节 扶正祛邪

快斑汤 即人参快斑散

【组成】紫草一钱 甘草五分 木通六分 人参一钱 芍药一钱 蝉蜕七枚

一方多当归、防风；一方无芍药，多当归、防风、木香。

【用法】水煎，热服。

【主治】痘毒盛，起发迟而作痒。(《张氏医通·卷十五·婴儿门下》)

升均汤

【组成】人参芦 白术芦 茯苓 甘草生 防风芦 桔梗芦

一方无防风，有升麻。

【用法】水煎，顿服取吐，痰出气升，痘自起矣。

【主治】痘出隐隐不起，面上红晕成片，根窠琐屑者。(《张氏医通·卷十五·婴儿门下》)

解风散

【组成】人参二两半 麻黄去节，一两半 芎劳 独活 细辛 甘草炙，各一两

【用法】为散，每服四五钱，入生姜五片，薄荷七叶，水煎服。

【主治】风成为寒热，头目昏眩，肢体疼痛，手足麻痹，上膈壅滞。

【方论】此本《千金》三黄汤去芪、芩，加参、芎、甘草，彼主杜风清热，此主解散虚风，同源异派。今人但知人参为补虚之药，不知人参有祛邪荡实之功，此证因虚风久袭，若独用麻黄，无人参助其胃气，必不能克效也。(《张氏医通·卷十三·专方》)

当归拈痛汤

【组成】羌活　甘草炙　黄芩　茵陈酒炒，各一钱　人参　苦参酒洗　升麻多汗易黄芪　葛根　苍术泔浸，自汗易桂枝　归身各六分　白术姜炙　防风下肿易防己　知母疼热易黄柏　猪苓　泽泻各八分

【用法】水煎，热服无时。

【主治】湿热走注，遍身骨节烦疼，胸膈不利，足胫赤肿重痛。

【方论】此湿热疼肿之圣方，若不赤不肿痛上不热为寒湿，禁用。(《张氏医通·卷十四》)

【临床运用】湿热相搏，肩背沉重而痛，当归拈痛汤。

(痛证) 湿热者，痛自腰胯以至足胫，或上或下，或红或肿，小便赤涩，脉濡大而数，当归拈痛汤。

(大股痛) 夏月湿热沉重而痛，当归拈痛汤。(《张氏医通·卷五·诸痛门》)

(周身痛) 湿热相搏，肩背沉重，疼痛上热，胸膈不利，遍身上下沉重疼痛，当归拈痛汤。

(痹病) 因湿热者，肢节疼痛，肩背沉重，胸膈不利，下注足胫痛肿，当归拈痛汤。(《张氏医通·卷六·痿痹门》)

百劳丸

【组成】当归炒　乳香　没药各一钱　人参二钱　大黄四钱　栀子十四枚，去皮熬　虻虫十四枚　水蛭十四枚，熬黑

【用法】为末，炼白蜜丸，梧子大，每服百丸，百劳水下，取下恶物为度，服白粥十日。百劳水，以杓扬之百遍，然后煮沸，即

甘澜水法也。

【主治】一切劳瘵积滞疾，不经药坏者宜服。(《张氏医通·卷十三·专方》)

乌沉汤《局方》

【组成】天台 乌药 沉香 人参各一两 甘草炒，五钱

【用法】上四味为末，每服半两，入生姜三片，煎成入食盐一字，热服。

【主治】一切冷气，及妇人血气攻击，心腹撮痛。(《张氏医通·卷十三·专方》)

四磨汤

【组成】沉香 乌药 槟榔 人参

【用法】上等份，酒磨，各约半钱，入盐一字，沸汤点服，或磨上三味，倍用人参煎汤，入盐调服。

【主治】一切气塞，痞闷不舒，不时暴发。(《张氏医通·卷十三·专方》)

六磨汤

【组成】四磨汤加枳壳、木香。

【方论】四磨汤虽用人参，实为散气之峻剂。盖槟、沉、乌药，得人参之，其力愈峻，服后大便必有积沫，下后即宽。若六磨更加破气二味，下气尤迅。近世医人以气滞不敢用参，但用诸破气药磨服，殊失本方之旨。(《张氏医通·卷十三·专方》)

开关利膈丸《宝鉴》名人参利膈丸

【组成】木香 槟榔各七钱 人参 当归酒洗 藿香 甘草炙 枳实炒，各一两 大黄酒蒸 厚朴姜制，各二两

【用法】滴水为丸，梧子大，每服三五十丸，食后米饮下。

【主治】肠胃壅滞，噎膈不通，大便燥结。

【方论】此本小承气加入参、归等味，意在养正祛邪，而实攻多于补，惟热壅膈塞用之庶为得宜。然噎膈之燥结，皆由五志抑郁，伤耗精气而成，非有热邪留结，可攻下而除也，用方者审诸。（《张氏医通·卷十四·噎膈门》）

【临床运用】（反胃）大便燥结，久闭不通，似属血热，不可顿攻，止可清热润燥，小制汤丸，渐次加之，关扃自透，开关利膈丸。

（噎膈）夏三月，阳气在外，阴气在内，噎病值此时，天助正气而锉其邪气，不治自愈；或不愈者，阴气热盛，正气不升耳，四君子汤送开关利膈丸。

（噎膈）如大便燥结，不时进开关利膈丸二三十丸以微导之。（《张氏医通·卷四·诸呕逆门》）

人中黄丸

【组成】三黄汤本方用大黄三两，芩、连各一两，加人中黄、苍术、桔梗、滑石各二两，人参一两，防风五钱，香附一两五钱。

【用法】神曲糊丸，清热解毒汤送下二三钱，清热解毒汤方见白虎汤下。

【主治】温疫诸热毒。

【方论】此方专以伊尹三黄大解湿热疫疠之邪，其奥妙全在人中黄一味，以污秽之味同气相求，直清中上污秽热毒，合滑石、益元之制，则兼清渗道。用苍术、香附者，宣其六气之郁也；用桔梗者，清其膈上之气也；用防风者，开其肌腠之热也；十味祛邪散毒药，不得人参鼓舞其势，无以逞迅扫之力也。用神曲为丸者，取其留中而易化也。更需清热解毒下之，即人参白虎合升麻葛根汤，去粳米，加羌活、芩、连、生地，总解内外之热；略取生姜之辛，以行诸药之性，散诸经之毒耳。（《张氏医通·卷十六·祖方》）

续命汤 《金匮》名《古今录验》续命汤

【组成】麻黄　桂枝《千金》《局方》，俱作桂心　当归　人参　石膏　干姜　甘草炙，各三钱　芎藭一钱　杏仁三十枚，《千金》作白术

【用法】上九味，水煎，温服。当薄覆脊凭几坐，汗出则愈，不汗更服，无所禁，勿当风。

【主治】中风痱，身体不能自收，并治但伏不得卧，咳逆上气，面目浮肿。

【方论】《千金》续命汤无人参，有防风、黄芩、芍药。续命风引汤，多防己、防风、独活、附子，治中风癫眩不知人，狂言舌肿出。《千金》依源续命汤，多白术、茯苓、大枣为十二味。（《张氏医通·卷十六·祖方》）

【临床运用】（喘病）但伏不得卧，咳逆上气，面目浮肿者，《古今录验》续命汤，气盛有余，脉来滑实者勿用。经年喘嗽，遇寒更甚者，九宝汤、宁嗽化痰汤选用。

（暗）若冬月咳嗽，寒痰结于咽喉，语声不出者，此寒气客于会厌，故卒然而暗也，麻杏甘石汤或《古今录验》续命汤选用。（《张氏医通·卷四·诸气门下》）

中风痱，身体不能自收持，口不能言，冒昧不知痛处，或拘急不得转侧，《古今录验》续命汤。

痱病者，营卫气血不养于内外。故身体不用，机关不利，精神不治。然是证有虚有实，虚者自饮食、房劳、七情得之。《内经》所谓内夺而厥，则为喑痱是也。实者是风寒暑湿感之。虚者不可以实治，治则愈散其气血。此方明言治中风痱，乃营卫之实邪，故用续命。即麻黄汤之变方，加干姜开血受寒痹，石膏解肌受风痹，当归和血，人参益气，川芎行血散风，其并治咳逆上气面浮者，亦为风寒而致也。

人参败毒散 《局方》

【组成】小柴胡汤去半夏、黄芩、大枣，加茯苓、羌活、独活、前胡、川芎、枳壳、桔梗。

【主治】时疫初起发热，及感冒发散后热不止。

【方论】问时疫初起，用人参败毒，得毋助邪为虐之患乎？又何以治非时寒疫，汗后热不止？详此二者，一为全盛之毒，一为未尽之邪，胡一方可混治耶？盖时疫之发，或值岁气并临，或当水土疏豁，种种不侔，然必入伤中土，土主百骸，无分经络，毒气流行，随虚辄陷，最难叵测。亟乘邪气未陷时，尽力峻攻，庶克有济。其立方之妙，全在人参一味，力致开阖，始则鼓舞羌、独、柴、前各走其经，而与热毒分解之门，继而调御津精血气各守其乡，以断邪气复入之路，与桂枝汤中芍药护营之意不殊，如桂枝人参汤、小柴胡汤、参苏饮，未尝不用人参以协济表药成功也。但其所主，惟天行大头，乃为合辙，加荆、防、牛蒡、薄荷，名荆防败毒，为捻颈瘟、咽喉肿痛之专药。即上二证，在热毒既陷以后，及北方黑骨温等，总与此方无预也。至若伤寒传变之邪，伏气郁发之证，泾渭攸分，略无交涉，而先哲尝借以治寒疫汗后余热往往获效者。以非时之邪混厕经中，屡行疏表不应，邪伏幽隐不出，非借人参之大力不能载之外泄也。逮至疫痢昏热口噤，亦宜此方加陈仓米引领入胃，则毒随药化，得非人参辅佐之力欤？独怪近世医流，偏谓人参助长邪气，除去不用，专行群队攻发，鼓激壮火飞腾，不至竭绝真阴不已。兹缘同学质问，因祖述以政。（《张氏医通·卷十六·祖方》）

【临床运用】 （痢后发疟）虚人发散后热不止，人参败毒散。（《张氏医通·卷三·寒热门》）

肠风下血，其血另作一派溅出，远射四散如筛，腹中作痛，乃阳明气冲热毒所作也，人参败毒散；不应，用升阳除湿和血汤。（《张氏医通·卷五·诸血门》）

若时行疫疠之时，患头重者，败毒散加苍术、藁本；内伤元气，头重气乏，补中益气加苍术、蔓荆子。（《张氏医通·卷五·诸痛门》）

疮疡作痛，当审邪之所在，证之所因。如寒热而痛，邪在表也，人参败毒散。（《张氏医通·卷九·疮疡门》）

角弓反张，即是痉病。经脉空疏，虚风袭入，而致筋脉拘急，或因惊骇停食，肝脾受困，内动虚风，皆能致此。若身反张强直，发热不搐者，风伤太阳也，人参败毒散、小续命汤。（《张氏医通·

卷十一·婴儿门上》）

疮疹分人清浊，就形气上取勇怯。凡已发未发，但觉身热，证似伤寒，疑似未明，先与惺惺散、参苏饮；热甚，则升麻汤、人参败毒散。张涵高曰：上方俱难应用，当以轻剂透表为妥。一见红点，便忌葛根，恐发则表虚也。

（疮疹）初出之时色白者，便大补气血，参、芪、术、草、桂、芍、芎、归；若大便泻，加木香、肉豆蔻，初起时自汗不妨，盖湿热熏蒸而然。

凡疮已出，可频与化毒汤，当去升麻。出不快者，加味四圣散，或紫草饮、紫草木通汤，及快斑汤；出太甚者，人参败毒散；色赤，犀角地黄汤。

（痘疹）黑陷二种，因气虚而毒不能尽出者，酒炒黄芪、紫草、人参辈。黑陷甚者，用烧人矢，蜜水调服。痒塌者，于形色脉上分虚实，实则脉有力，气壮红紫；虚则脉无力，色淡平塌。虚痒，以参、芪实表之剂加凉血药；实痒，如大便不通，少与大黄寒凉之药下其结粪。

（痘疹起胀）手足不冷，饮汤温和者，钱氏异功散。若鼻塞声重，咳嗽不发者，此风寒所侵，人参败毒散加荆、防。

（痘疮倒靥）然其形证，又当推辨，如身痛四肢微厥，疮色青紫者，此则外感寒邪，腠理闭拒而倒靥，人参败毒散，并用胡荽酒喷之，忽然倒靥而心神不宁者，猪尾膏。（《张氏医通·卷十二·婴儿门下》）

荆防败毒散

【组成】 人参败毒散加荆芥、防风、薄荷、牛蒡子。

【主治】 大头虾蟆瘟证。（《张氏医通·卷十六·祖方》）

仓廪汤

【组成】 人参败毒散加陈仓米一撮。

【主治】 疫痢发热。（《张氏医通·卷十六·祖方》）

前胡汤 《千金》

【组成】前胡　桂心　半夏　芍药各二钱　黄芩　当归　人参　甘草各一钱　生姜三片　大枣三枚　竹叶一握

一方无竹叶，多茯苓、麦门冬、胶饴。

【用法】上十一味，水煎，去滓，日三服。

【主治】胸中逆气，心痛彻背，少气不食。

【方论】方以前胡取名，取其下气，气下则寒热诸邪，解散无余，并开通经络，使气从外分解。心手之灵若此，非拘于绳墨者之可测识也。（《张氏医通·卷十四·胸痹门》）

九痛丸 《金匮》

【组成】附子三两，炮　生野狼牙炙香，即野狼毒芽　人参　吴茱萸开口者，泡七次　干姜生，各一两　巴豆熬，杵净，一钱

【用法】上六味为末，炼白蜜丸梧子大，温酒送下，强人三丸，弱者二丸，日三服。

【主治】九种心痛。兼治卒中恶腹胀痛，口不能言；又治连年积冷流注心胸痛，并冷冲上气，落马坠车血疾等皆主之。忌口如常法。

【方论】喻嘉言曰：九种心疼，乃客邪之剧证，即肾邪乘心，脚气冲心之别名也。痛久血瘀，阴邪搏结，温散药中，加生野狼牙、巴豆、吴茱萸，驱之从阴窍而出，以其邪据胸中，结成坚垒，非捣其巢，邪终不出耳。（《张氏医通·卷十四·心痛胃脘痛门》）

乌龙膏

【组成】皂荚二挺，去皮弦子，捶碎　滚水三升泡一时许，挪汁去滓，砂锅内熬成膏，入好酒一合搅令稠，入下项药　百草霜　焰硝　硼砂　人参另为极细末，各一钱

【用法】上四味拌匀，入白霜梅肉一钱细研，入皂荚膏内，以少许鸡翎点喉中，涌尽顽痰，却嚼甘草二寸，咽汁吞津；若木舌，

先用青布蘸水揩之，然后用药。

【主治】一切缠喉急证。(《张氏医通·卷十五·咽喉门》)

秦艽升麻汤

【组成】升麻汤加秦艽、人参、桂枝、白芷、防风、葱白。

【主治】中风口目㖞斜。(《张氏医通·卷十六·祖方》)

和解汤

【组成】升麻汤加人参、川芎、羌活、防风。

【主治】痘三日前后，起发迟。(《张氏医通·卷十六·祖方》)

耆婆万病丸《千金》

【组成】牛黄　麝香　犀角镑　桑白皮锉，炒　茯苓　干姜炮　桂心　当归　芎䓖　芍药　甘遂　黄芩　蜀椒去目及闭口者，炒出汗　细辛　桔梗　巴豆去皮心膜，炒　前胡　紫菀去芦　蒲黄微炒　葶苈炒　防风　人参　朱砂　雄黄油煎　黄连去须　大戟锉，炒　禹余粮醋煅　芫花各一钱六分，醋炒赤　蜈蚣六节，去头足，炙　石蜥蜴一寸，去头足，炙　芫青十四枚，入糯米同炒，米色黄黑，去头足翅

【用法】上三十一味，《崔氏》无黄芩、桑白皮、桔梗、防风，为二十七味，并令精细。牛黄、麝香、犀角、朱砂、雄黄、禹余粮、巴豆别研，余者合捣，重绢下筛，以白蜜和，更捣三千杵，密封之。破除日平旦空腹酒服三丸，如梧子大，取微下三升恶水为良。

【主治】七种痞块，五种癫病，十种疰忤，七种飞尸，十二种蛊毒，五种黄病，十二种疟疾，十种水病，八种大风，十二种痹，并风入头，眼暗漠漠；及上气咳嗽，喉中如水鸡声，不得眠卧，饮食不作；肌肤五脏滞气，积聚不消，壅闭不通，心腹胀满及连胸背，鼓气坚结流入四肢；或复又心膈气满，时定时发，十年二十年不瘥，五种下痢，疳虫寸白诸虫，上下冷热，久积痰饮，令人多睡，消瘦无力，荫入骨髓，便成滞患，身体气肿，饮食呕逆，腰脚

酸疼，四肢沉重，行立不能久；妇人因产冷入子脏，脏中不净，或闭塞不通，胞中瘀血冷滞，出流不尽，时时疼痛为患，或因此断产，并小儿赤白下痢，及狐臭、耳聋、鼻塞等病。此药以三丸为一剂，服药不过三剂，万病悉除，说无穷尽，故称万病丸。

【加减】若卒暴病，不拘平旦早晚皆可服，但以吐利为度；若不吐利，更加一丸，或至三丸五丸，须吐利为度，不得限以丸数。病强药少，即不吐利，更非他故，若其发迟，以热饮汁投之；若吐利不止，即以酢饭两三口止之。

【忌宜】服药忌陈臭生冷酢滑黏食，大蒜猪鸡鱼狗，牛马驴肉白酒行房。七日外始得一日服二日补之，得食新米韭根汁，作羹粥饮食之，三四顿大良，亦不得全饱，产妇勿服。吐利后以常须闭口少语，于无风处温床暖室将息。若旅行卒暴无饮，以小便送之为佳。若一岁以下小儿有疾者，令乳母服两小豆，亦以吐利为度。近病及卒病皆用多，积久疾病即少服，常取微溏利为度。（《张氏医通·卷十三·专方》）

皂荚丸

【组成】蛇蜕_{酥炙，七条} 蝉蜕 元精石 穿山甲_炮 当归 白术_生 茯苓 谷精草 木贼 白菊花 刺猬皮_{蛤粉炒} 龙胆草 赤芍 连翘_{各两半} 猪爪_{三十枚，蛤粉炒} 人参_{一两} 川芎_{半两}

【用法】共为细末，一半入牙皂十二挺，烧存性和匀，炼白蜜丸，梧子大，每服一钱五分，空心食前杏仁汤送下。一半入仙灵脾即淫羊藿一两，每服三钱。用猪肝三片，批开夹药煎熟，临卧细嚼，用原汁送下。

【主治】外内一切障膜，翳嫩不宜针拨者，此丸与生熟地黄丸并进。（《张氏医通·卷十五·目门》）

参归三圣散

【组成】舒筋三圣散去延胡索加人参。

【主治】风中血脉，左半肢废，口目左歪。

【方论】风中血脉，急需流布营气，营行脉中，便不当泛用风药，所谓血行风自灭也。至于左半肢废，气血不能营运，延胡耗血，胡敢轻试！必借人参引领当归、肉桂，何虑虚风之不散乎？（《张氏医通·卷十三·专方》）

【临床运用】（中风后）左急者，属血中有邪，病久气虚者，去延胡索加人参，名参归三圣散。易人参者以正虚不胜耗血之品，故借阳生阴长之力，流动经脉，勿疑左半属血，不当用参以助其气。

（中风后）左半身不遂，或伤血，致目昏耳聩、头眩乏力，四物加羌、防、肉桂、红花、桃仁、生姜；病久气虚不应，宜参归三圣散。（《张氏医通·卷一·中风门》）

乔氏阴阳攻积丸

【组成】吴茱萸　干姜炮　官桂　川乌炮　黄连姜汁拌炒　半夏姜制　茯苓　延胡索　人参各一两　沉香另研　琥珀另研，各五钱　巴豆霜另研，一钱

【用法】为末，皂角四两煎汁糊丸绿豆大，每服八分，加至一钱五分，姜汤下。与脾胃药间服。

【主治】寒热诸积。

【方论】此方出《士材先生必读》。先生向寓郭园，会以此方授之郭姬，云是乔三余所定，方中萸、桂走肝，干姜入脾，乌头达肾，专取辛烈以破至阴之固垒，半夏、茯苓以开痰蔽，延胡、琥珀以散血结，沉香以通气闭，巴霜以荡坚积，黄连以除旺气，人参以助诸味之力也。其所授郭姬之方，酒曲糊丸，较之皂角汁稍平，妙用全在与脾胃药间服。予曾效用此方，每以六君去术倍苓，加肉桂、当归，米饮糊丸；或朝服增损六君，夕用阴阳攻积；或服攻积一日，六君二三日，随人强弱而施，但初服未尝不应，积势向衰，即当停服，所谓衰其大半而止，专力补脾可也。（《张氏医通·卷十三·专方》）

消风散 《局方》

【组成】川芎　羌活　防风　荆芥穗　藿香　人参　茯苓　僵蚕　蝉蜕 等份　甘草 炙　陈皮　厚朴 姜制，减半

【用法】上十二味，为散，每服三四钱，茶清调下；或用五钱，水煎去滓服。如久病头风目翳，每日三服效。

【主治】风热咳嗽，遍身疥癣，小儿疮疹余热。

【方论】此方妙用，全在厚朴、人参。当知肌表之疾，无不由胃而发，故用厚朴清理其内，即以人参助诸风药，消解风热于外，则羌、防、荆芥辈，方始得力耳。（《张氏医通·卷十三·专方》）

【临床运用】（鼻衄）曹氏云：鼻乃肺之窍，皮毛腠理，乃肺所主。因风邪客于肺，而鼻塞不利者，内服消风散，外用葱白七茎，入腻粉少许，擂摊帛上，掌中护温贴囟门。小儿鼻衄，多因惊仆气散，血无所羁而随气上脱，先用小乌沉汤，次用止衄散，或异功散加柴胡、山栀；久不愈，用麦冬、黄芪、当归、生地、人参、五味煎服。（《张氏医通·卷十一·婴儿门上》）

独活汤

【组成】独活　羌活　柴胡 各一钱，一作前胡　细辛半钱　茯苓　人参　五味子　半夏　沙参 各一钱五分　枣仁 炒研，三钱　甘草 炙，一钱二分　生姜三片　乌梅肉一个

【用法】水煎，食前热服。

【主治】肝虚内风，卧则魂散不收，若惊悸状。（《张氏医通·卷十四·惊门》）

【临床运用】《千金》云：心脾二脏受风邪，舌强不得语者，独活汤。专治风懿不能言，四肢不收，手足蹁曳。（《张氏医通·卷一·中风门》）

《本事方》治卧则魂梦飞扬，惊悸多魇，通夕不寐，先用独活汤数剂，后用珍珠母丸神效。盖因肝脏本虚，虚风内袭，所以魂游无定。肝，藏魂者也，风气水饮，乘虚袭入于肝，是以魂不宁而飞

扬，若离体状，若作心血虚治必殆。此证最易愠怒，小怒则惊悸转剧，虚火不时上升，岂非肝脏受困之验欤？二方非深明木盛生风，木槁生火之理，不能识其奥妙，不能用以建功也。（《张氏医通·卷六·神志门》）

寐中觉魂魄飞荡惊悸，通夕不得安眠，是肝虚受邪也，其人易怒，魂不归肝，是以飞扬，独活汤、珍珠母丸，次第服之。（《张氏医通·卷九·杂门》）

附子散《千金》

【组成】麻黄附子细辛汤加干姜、桂心、人参、防风、芎䓖、羚羊角。

【用法】为散水煎，加竹沥，日服一剂效。

【主治】中风手臂不仁，口面㖞僻。（《张氏医通·卷十六·祖方》）

【临床运用】（中风后）右急者，属气分受邪，八味顺气散去青皮加羌活。又法，桂枝三两，酒煎浓液，以布渍之，左歪搭右，右歪搭左。若口眼㖞斜而一臂不仁者，《千金》附子散。（《张氏医通·卷一·中风门》）

《局方》七气汤

【组成】人参钱半至三钱　甘草炙，一钱　肉桂一钱至钱半　半夏一钱至钱半　生姜七片

【用法】上五味，水煎，空心服。《千金》加吴茱萸，名奔气汤。

【主治】七情郁结于中，心腹绞痛，服宽膈破气药转剧者，投此即效。（《张氏医通·卷十六·祖方》）

【临床运用】（痞满）虚痞，只用《局方》七气、《局方》乌沉二汤最妙。（《张氏医通·卷三·诸气门上》）

三焦咳，《局方》七气汤加黄连、枳实。

痰挟死血，随气攻注，流走刺痛，有时得热则止，有时得热转剧，此本寒痰阻塞，故得热则止。若痛久火邪伤血，则得热转剧，控涎丹加胡椒、蝎尾、木香、鲮鲤甲；痛定时，《局方》七气汤与六君子，并加竹沥，相间服之。（《张氏医通·卷四·诸气门下》）

（噎膈）因七气致病，而中挟冷热食积，胃气不和而噎膈者，诸七气汤选用。（《张氏医通·卷四·诸呕逆门》）

七情内结，心腹绞痛，不能饮食，时作时发，发即欲死，七气汤选用。（《张氏医通·卷五·诸痛门》）

（经水有后期而来）血涩滞者，胸饱腰腹痛，醋煎散，或七气汤加减。

（带下病）气虚痰饮下注，《局方》七气汤送肾气丸。

胸膈饱闷，前后心痛寒热者，伤气与食也，《指迷》七气汤；虚人，《局方》七气合沉香降气散；如饱满寒热兼腹痛腰疼者，四乌汤。

月水准信不受孕者，其故有三：肥白腹不痛者，闭子宫也，因痰，导痰汤，甚则间一二日，送滚痰丸二三服。腹多痛者，必食生冷过多，且又多气，宜温热药，七气汤；如咳嗽者不宜服，只以四物加陈皮、香附、肉桂作丸。亦有血少不能摄精者，十全大补汤。形瘦，色赤多火，阴血虚。（《张氏医通·卷十·妇人门上》）

木瓜散

【组成】木瓜酒浸，七钱半　虎胫骨酥炙，一具　五加皮　当归　桑寄生如无，续断代之　酸枣仁炒　人参　柏子仁　黄芪蜜酒炒，各一两　甘草炙，五钱

【用法】为散，每服四五钱，姜五片，水煎去滓，热服。

【主治】筋脉拘挛缩急，唇青面白爪疼痛。（《张氏医通·卷十四·挛门》）

防风泻肝散

【组成】防风　羌活一作远志　桔梗　羚羊角镑　赤芍　黑参一

作人参　黄芩各一两　细辛　甘草各五钱

　　【用法】 为散，每服二三钱，沸汤调服。

　　【主治】 蟹眼睛疼，针去恶水用之。（《张氏医通·卷十五·目门》）

除风汤

　　【组成】 羚羊角镑　车前　人参　芍药　茯苓　大黄酒蒸　黄芩　芒硝各一钱　蝎尾醋泡，三分

　　【用法】 水煎，食后服。

　　【主治】 五风，变成内障。（《张氏医通·卷十五·目门》）

羌活散 即人参羌活散

　　【组成】 羌活　独活　柴胡　前胡　川芎　茯苓　桔梗　枳壳　广皮　天麻　人参等份　甘草减半

　　【用法】 为散，每服一二钱，加生姜一片，薄荷五叶，水煎去滓，稍热服，取微汗效。

　　【主治】 伤寒惊热。（《张氏医通·卷十五·婴儿门上》）

二味参苏饮

　　【组成】 人参　苏木碎，各五钱

　　【用法】 水煎，入童子小便热服。

　　【主治】 恶露入胞，胀大不能出，及产后败血冲肺，喘满面赤，大便溏泄者禁用。（《张氏医通·卷十五·妇人门上》）

　　【临床运用】 （吐血）吐血初起，脉俱洪数者，属外因，须用参苏饮加归身、倍茯苓。盖茯苓能守五脏真气，泻肾中伏火，去脾胃中湿。二三剂后，脉数退而洪不退者，用六味地黄丸加沉香以纳气归原；若洪退弱极，用四君子加橘红以补脾生肺，慎不可用凉药，盖火载上行，逆也，复用凉药强为降下，岂非逆而又逆乎？不若发散之为愈也。（《张氏医通·卷五·诸血门》）

（自汗）汗出日久，用参、芪、术、附等药不效，汗干仍热，此风邪伏于经络，暂与参苏饮，病已止服，此反治也。（《张氏医通·卷九·杂门》）

防己汤《千金》

【组成】防己黄汤去黄芪、大枣，本方中防己、白术、生姜各四钱，甘草三钱，加桂心、茯苓各四钱，乌头一枚、去皮、熬，人参二钱。

【用法】以苦酒和水煮，日三夜一服，当觉焦热，痹忽忽然，慎勿怪也。若不觉，复服，以觉乃止。

【主治】历节四肢，痛如锥刺。（《张氏医通·卷十六·祖方》）

涤痰汤

【组成】导痰汤加菖蒲、人参、竹茹。

【主治】类中风，痰迷心窍。（《张氏医通·卷十六·祖方》）

乌骨鸡丸《秘旨》

【组成】乌骨白丝毛鸡一只，男雌女雄，制法同巽顺丸　北五味一两，碎　熟地黄四两，如血热，加生地黄二两　绵黄芪去皮，蜜酒拌炙　於术饭上蒸九次，各三两　白茯苓去皮　当归身酒洗　白芍药酒炒，各二两　人参三两，虚甚加至六两　牡丹皮二两，酒净，勿炒　川芎一两，童便浸，切晒

【用法】北五味、熟地黄二味，入鸡腹内，用陈酒、酒酿、童便于砂锅中煮，如巽顺丸。

将绵黄芪、於术、白茯苓、当归身和白芍药这五味，预为粗末，同鸡肉捣烂焙干，骨用酥炙，共为细末。

再将人参、牡丹皮和川芎三味，各为细末，和前药中，另用干山药末六两打糊，众手丸成，晒干勿令馊，瓷罐收贮，侵晨人参汤或沸汤送下三钱，卧时醇酒再服二钱。

【主治】妇人郁结不舒，蒸热咳嗽，月事不调，或久闭不行，

或倒经血溢于上，或产后褥劳，或崩淋不止，及带下赤白白淫诸证。兼疗男子斫丧太早，劳嗽吐红，成虚损者。

【加减】大便实者，炼白蜜为丸亦可。骨蒸寒热，加九肋鳖甲三两，银柴胡、地骨皮各一两五钱；经闭加肉桂一两，崩漏下血，倍熟地，加真阿胶二两；倒经血溢，加麦门冬二两；郁结痞闷，加童便制香附二两，沉香半两；赤白带下，加真川草薢二两，四制香附二两，蕲艾一两；白淫，倍用参、芪、苓、术。

【方论】乌骨鸡丸，诸药皆平常无奇，而调经最验。盖鸡属巽补肝，尤妙在乌骨益肾，变巽归坎，甲癸同源，兼滋冲任也。孙真人云：自古名贤治病，多用生命以济危急，虽曰贵人贱畜，至于爱命，人畜一也。如白凤膏、乌骨鸡丸等方，为虚损门中调经要药，在证治之所必需者，不得已而用之。以人命至重，非蜎飞蠕动之比，苟有他方可以代充取效，尤为曲体天地好生之心，倘用之无济，徒伤生命，以为财利之谋，仁人君子，谅不为之也。（《张氏医通·卷十三·专方》）

【临床运用】产后虚损，不时寒热，或经一二载，元神不复，月事不转，先与《千金》当归芍药汤，后与乌骨鸡丸调补。（《张氏医通·卷十·妇人门上》）

巽顺丸

【组成】绵黄芪去皮，蜜酒拌炙　於术饭上蒸九次，各三两　白茯苓去皮　当归身酒洗　白芍药酒炒，各二两　人参三两，虚甚加至六两　牡丹皮二两，酒净，勿炒　川芎一两，童便浸，切晒

【用法】将绵黄芪、於术、白茯苓、当归身和白芍药这五味，预为粗末，同鸡肉捣烂焙干，骨用酥炙，共为细末。

将人参、牡丹皮和川芎三味，各为细末，和前药中，另用干山药末六两打糊，众手丸成，晒干勿令馊，瓷罐收贮，侵晨人参汤或沸汤送下三钱，卧时醇酒再服二钱。

【主治】妇人倒经，血溢于上，男子咳嗽吐血，左手关尺脉弦，背上畏寒，有瘀血者。（《张氏医通·卷十三·专方》）

第八节 人参汤送服方

沉香琥珀丸

【组成】琥珀另研 杏仁一作桃仁 苏木 赤茯苓 泽泻各五钱 葶苈隔纸焙 郁李仁去皮，各一两 沉香另研 陈皮 防己酒洗，各五钱 麝香一钱

【用法】蜜丸绿豆大，每服四五十丸，加至百丸，空心人参汤下。

【主治】血结小腹青紫筋绊，喘急胀痛。（《张氏医通·卷十三·专方》）

断红丸

【组成】侧柏叶炒香 川续断酒炒，各三钱 鹿茸一具，酥炙

【用法】前三味，为细末，醋煮阿胶为丸，每服四五十丸，乌梅浸、人参汤、米饮汤任下。

【主治】下血久不止，虚寒色淡晦者。（《张氏医通·卷十四·下血门》）

茸朱丹

【组成】辰砂另研 草乌头一作川乌头 瞿麦穗 黄药子各一两

【用法】上除辰砂，以三味为粗末，用瓷碗一个，将姜汁涂烘数次，入砂在碗，铺诸药末，以盏盖之，掘地一窟，安碗在内，用熟炭五斤，煅令火尽，吹去药灰，取砂研细，用鹿茸一对，燎去毛，酒浸切片，焙干为末，煮枣肉丸梧子大，每服三四十丸，空心，人参汤或黑豆淋酒下。强者倍加，羸者量减用之。

【主治】肾虚火炎头痛，必先眼黑头旋。（《张氏医通·卷十四·头痛门》）

失笑散

【组成】 五灵脂_{酒研，澄去砂}　蒲黄_{筛净，生半，炒半，等份}

【用法】 为散，每服二钱半，酒煎入砂糖少许，和滓服，少顷再服。瘀结腹痛，经水反多，元气亏弱，药力不行者，用人参二三钱调服以击搏之。

【主治】 妇人瘀结，少腹急痛。（《张氏医通·卷十五·妇人门上》）

如圣丸

【组成】 使君子肉_{二两}　胡黄连　川黄连　白芜荑仁_{炒，各一两}　干蟾_{五枚，煅存性}　麝香_{五分}

【用法】 上为末，蜜丸，弹子大，每服一丸，人参汤化下。

【主治】 热疳，善食腹大。（《张氏医通·卷十五·婴儿门上》）

灵砂丹 《局方》

【组成】 水银_{四两}　硫黄_{一两}

【用法】 上二味新铫内炒成砂子，入水火鼎煅炼为末，糯米糊丸，如麻子大，每服三丸，空心，枣汤、米汤、井花水、人参汤任下。量病轻重，可增至五七丸。忌猪羊血、绿豆粉冷滑之物。又法，入炀盛罐内，赤石脂封口，盐泥固济，三足钉钉打火，盏内置水勿令干，候三炷香足为度。

【主治】 上盛下虚，痰涎壅盛，最能镇坠虚火，升降阴阳，和五脏，助真元。（《张氏医通·卷十六·祖方》）

养正丹 《局方》

【组成】 水银_{黑锡与水银结成砂子}　硫黄_研　朱砂_{水飞，各一两，净}

【用法】 用铁铫熔化黑锡入水银，将柳木槌搅，次下朱砂，搅令不见星子，下少时，方入硫黄末，急搅成汁，和匀，如有焰以醋洒之。候冷取出研细，煮糯米糊丸，绿豆大，每服十五丸至三十丸，盐汤或枣汤、人参汤任下；或丸如芡实，囫囵服一丸，得睡勿惊觉。

【主治】上盛下虚，气不升降，元阳亏损，气短身羸，及中风痰盛涎潮，不省人事，伤寒阴盛，自汗唇青，妇人血海久冷。(《张氏医通·卷十六·祖方》)

三和丹

【组成】养正丹十丸，来复丹二十丸，黑锡丹三十丸。

【用法】盐汤、枣汤、姜汤、人参汤任下。

【主治】一切阴寒，诸药不效者。(《张氏医通·卷十六·祖方》)

第三章

第一节　张璐医案

一、内科医案

感冒案

同道王公峻子，于四月间患感冒，昏热喘胀，便秘，腹中雷鸣，服硝、黄不应，始图治于石顽。其脉气口弦滑而按之则芤，其腹胀满而按之则濡，此痰湿挟瘀，浊阴固闭之候。与黄龙汤去芒硝，易桂、苓、半夏、木香；下瘀垢甚多，因宿有五更咳嗽，更以小剂异功加细辛调之。大抵腹中奔响之证，虽有内实当下，必无燥结，所以不用芒硝，而用木香、苓、半也。用人参者，借以资助胃气，行其药力，则大黄辈得以振破敌之功，非谓虚而兼补也。当知黄龙汤中用参，则硝、黄之力愈锐，用者不可不慎。（《张氏医通·卷二·诸伤门》）

阴寒夹骨案

文学范铉甫孙振麟，于大暑中患厥冷自利。六脉弦细芤迟，而按之欲绝。舌色淡白，中心黑润无胎。口鼻气息微冷，阳缩入腹，而精滑如冰。问其所起之由，因卧地昼寝受寒，是夜连走精二度，忽觉颅胀如山，坐起晕倒，便四肢厥逆，腹痛自利，胸中兀兀欲吐，口中喃喃妄言，与湿温之证不殊。医者误为停食感冒，而与发散消导药一剂，服后胸前头项汗出如漉，背上愈加畏寒，而下体如冰，一日昏愦数次。此阴寒挟暑，入中手足少阴之候。缘肾中真阳虚极，所以不能发热。遂拟四逆加人参汤。方用人参一两，熟附三钱，炮姜二钱，炙甘草二钱，昼夜兼进，三日中进六剂，厥定；第四日寅刻回阳，是日悉屏姜、附，改用保元，方用人参五钱，黄芪三钱，炙甘草二钱，加麦门冬二钱，五味子一钱，清肃膈上之虚阳；四剂食进，改用生料六味加麦冬、五味，每服用熟地八钱，以救下焦将竭之水，使阴平阳秘，精神乃治。（《张氏医通·卷二·诸伤门》）

昏热痞闷案

太仓州尊陈鹿屏夫人，素患虚羸骨蒸，经闭少食，偶感风热咳嗽。向来调治之医，误进滋阴清肺药二剂，遂昏热痞闷异常，邀石顽诊之。脉见人迎虚数而气口濡细，寸口瞥瞥而两尺搏指。此肝血与胃气皆虚，复感风热之象。与加减葱白香豉汤；一服热除痞止，但咳则头面微汗，更与小剂保元汤调之而安。（《张氏医通·卷二·诸伤门》）

暑伤心包案

石顽治礼部员外申菔葹，触热过梁溪，归而眩晕麻瞀，发热便闭。服黄连、香薷不应，用凉膈散，便通。或时昏眩不省，或时四肢清冷，而晡时为甚，邀石顽诊之。脉得弦细而芤，此暑伤心包，阳气郁伏，所以有似阴寒也。与生脉合保元，清理肺胃，则包络自宁矣。（《张氏医通·卷二·诸伤门》）

亡阳案

馆师吴百川子，年二十余，素有梦交之疾，十月间患伤寒，头疼足冷。医用发散消导，屡汗而昏热不除，反加喘逆。更一医，用麻黄重剂，头面大汗，喘促愈甚，或者以为邪热入里，主用芩、连；或者以为元气大虚，议用冬、地，争持未决，始求治于石顽。

诊之六脉瞥瞥，按之欲绝，正阳欲脱亡之兆，急须参、附，庶可望其回阳。遂疏回阳返本汤，加童便以敛阳。一剂稍宁，三啜安卧。改用大剂独参汤加童便，调理数日，频与稀糜而安，(《张氏医通·卷二·诸伤门》)

时疫似疟案

陈瑞之七月间患时疫似疟，初发独热无寒，或连热二三日，或暂可一日半日。发热时烦渴无汗，热止后则汗出如漉。自言房劳后乘凉所致，服过十味香薷、九味羌活、柴胡枳桔等十余剂，烦渴壮热愈甚，因邀石顽诊之。六脉皆洪盛搏指，舌苔焦枯，唇口剥裂，大便五六日不通。病家虽言病起于阴，而实热邪亢极，胃腑剥腐之象。急与凉膈加黄连、石膏、人中黄，得下三次，热势顿减。明晚复发热烦渴，与白虎加人中黄、黄连，热渴俱止。两日后左颊发颐，一晬时即平，而气急神昏。此元气下陷之故，仍与白虎加人参、犀角、连翘。颐复焮发，与犀角、连翘、升柴、甘、桔、鼠黏、马勃二服。右颐又发一毒，高肿赤亮，另延疡医治其外，调理四十日而痊。同时患此者颇多，良由时师不明此为湿土之邪，初起失于攻下，概用发散和解，引邪泛滥而发颐毒，多有肿发绵延，以及膺胁肘臂数处，如流注溃腐者，纵用攻下解毒，皆不可救，不可以为发颐小证而忽诸。(《张氏医通·卷二·诸伤门》)

玳瑁瘟案

洪德敷女，于壬子初冬，发热头痛，胸满不食，已服过发散消导药四剂，至第六日，周身痛楚，腹中疼痛，不时奔响，屡欲圊而不可得，口鼻上唇，忽起黑色成片，光亮如漆，与玳瑁无异。医者大骇辞去，邀石顽诊之。喘汗脉促，而神气昏愦，虽证脉俱危，喜其黑色四围有红晕鲜泽，若痘疮之根脚，紧附如线，他处肉色不变，许以可治。先与葛根黄芩黄连汤，加犀角、连翘、荆、防、紫荆、人中黄，解其肌表毒邪，俟其黑色发透，乃以凉膈散加人中黄、紫荆、乌犀。微下二次，又与犀角地黄汤加人中黄之类，调理半月而安。此证书所不载，唯庞安常有虣瑁瘟之名，而治法未备，人罕能识。先是牙行徐顺溪患此，误用发散消克药过多，胃气告匮，辞以不治。又绸铺王允吉侄，患此濒危，始邀予往，其口目鼻孔皆流鲜血，亦不能救。一月间，亲历此证十余人，大抵黑色枯焦不泽，四围无红晕，而灰白色黯者，皆不可救。其黑必先从口鼻至颧颊、目胞、两耳及手臂足胫，甚则胸腹俱黑，从未见于额上肩背阳位也。有武员随任家丁黄姓者，患伤寒半月，道经吴门，泊舟求治。询其同伴云，自渡淮露卧受寒，恣饮烧酒发热，在京口服药，行过两次，热势略减，而神昏不语，不时烦扰。见其唇舌赤肿燥裂，以开水与之则咽，不与则不思。察其两寸瞥瞥虚大，关寸小弱，按久六脉皆虚。曰：此热传手少阴心经也。与导赤泻心汤，一啜神识稍宁，泊舟一日夜，又进二帖，便溺自知。次早解维，复延往诊，而脉静神安，但与小剂五苓去桂易门冬二帖，嘱其频与稀糜，可许收功也。(《张氏医通·卷二·诸伤门》)

咳嗽案

石顽疗吴江邑侯华野郭公，仲秋喘嗽气逆。诊之两尺左关弦数，两寸右关涩数。弦者肾之虚，涩者肺之燥，夏暑内伏肺络，遇秋燥收之令，而发为咳嗽也。诊后公详述病情，言每岁交秋则咳，连发四载，屡咳痰不得出则喘，至夜坐不得卧，咳剧则大便枯燥有血。先曾服令高徒施元倩越婢汤，嗽即稍可，数日间堂事劳心，复咳如前。时元倩归苕，松陵诸医，治之罔效，因求洞垣之鉴，起我沉疴。答曰：公本东鲁，肾气素强，因水亏火旺，阴火上烁肺金，金燥不能生水，所以至秋则咳。咳剧则便燥有血，肺移热于大肠之明验也。合用《千金》麦门冬汤，除去半夏、生姜之辛燥，易以葳蕤、白蜜之甘润，借麻黄以鼓舞麦冬、生地之力，与越婢汤中麻黄、石膏分解互结之燥热同一义也。郭公曰：松陵诸医，咸诋麻黄为发汗之重剂，不可轻试，仅用杏仁、苏子、甘、桔、前胡等药，服之其咳转甚何也？答言：麻黄虽云主表，今在麦门冬汤中，不过借以开发肺气，原非发汗之谓。麻黄在大青龙汤、麻黄汤、麻杏甘石汤方，其力便峻，以其中皆有杏仁也。杏仁虽举世视为治嗽之通药不，问虚实浑用，然辛温走肺，最不纯良，耗气动血莫此为甚，熬黑入大陷胸丸，佐甘遂等搜逐结垢，性味可知。公首肯以为然。连进二剂，是夜便得安寝，次早复诊，其脉之弦虽未退，而按之稍软，气口则虚濡乏力，因与六味、生脉，加葳蕤、白蜜作汤四服，其嗽顿减。郭公复云：向闻元倩有言，六味、八味丸中，不可杂用参、术，而先生居之不疑，用之辄应，其义云何？答曰：六味为填补真阴药，与人参同用，原非正理。此兼麦冬、五味，缘合肺肾金水相生，当无留中恋膈之虑。善后之策，即以此方制丸，三时恒服不彻，至秋庶无复嗽之虞。先是公子柔痓，予用桂枝汤，及六味作汤，咸加蝎尾，服之而瘥。其后夫人素有败痰失道，左右两胁俱有结块，大如覆杯，发则咳嗽喘逆，腹胁掣痛，六脉止促而按之少力。余用六君子加胆星、枳实、香附、沉香二剂，服之，大吐稠痰结垢一二升。因呕势太甚，甲夜渡湖速往，黎明至署候之，呕止嗽宁，脉息调匀，不必更进他药矣。

（石顽）又治通政劳书绅太夫人，年五十余，素禀气虚多痰。数日来患风热咳逆，咳甚则厄厄欲吐，且宿有崩淋，近幸向安。法当先治其咳，因以桔梗汤加葳蕤、白薇、丹皮、橘皮、蜜煎生姜，四剂撤其标证；次与六君子加葳蕤以安其胃气；继进乌骨鸡丸方疗其瘤疾，而夫人以久不茹腥，不忍伤残物命，改用大温经汤加鹿茸、角鰓作丸，药虽异而功则一也。（《张氏医通·卷四·诸气门下》）

肺痿案

石顽治陆去非，肺痿声飒吐痰，午后发热自汗，左脉细数、右脉虚濡，平昔劳心耽色所致。先与生脉散合保元汤，次与异功散加黄，并加姜、枣，与都气丸晨夕兼进，调补半月而热除痰止，月余方得声清。（《张氏医通·卷四·诸气门下》）

肺胀案

（石顽）又治孙起柏肺胀，服耗气药过多，脉浮大而重按豁然，饮食不入，幸得溺清便坚，与《局方》七气，每剂用人参三钱，肉桂、半夏曲、炙甘草各一钱，生姜四片，四剂霍然。盖肺胀实证居多，此脉虚大，不当以寻常论也。（《张氏医通·卷四·诸气门下》）

咳血案

石顽治刑部汤元洲，八十二，而痰中见血，服诸宁嗽止血药不应，脉得气口魟大，两尺微紧，面色槁白，屡咳痰不得出，咳甚方有黄色结痰。此精、气、神三者并亏，兼伤于热，耗其津液，而咳动肺胃之血也。因其平时多火，不受温补，遂以六味丸合生脉散加葳蕤，煎膏服之，取金水相生，源流俱泽，而咳血自除，不必用痰血药也。（《张氏医通·卷五·诸血门》）

心悸案

石顽治老僧悟庵，心悸善恐，遍服补养心血之药，不应。天王补心丹服过数斤，悸恐转增，面目四肢，微有浮肿之状，乃求治于石顽。察其形，肥白不坚；诊其脉，濡弱而滑，此气虚痰饮浸渍于膈上也。遂以导痰汤稍加参、桂通其阳气，数服而悸恐悉除，更以六君子加桂，水泛作丸，调补中气而安。

石顽治太史张弘，蓬精气下脱，虚火上逆，怔忡失血证。诊其右关气口独显弦象，左尺稍嫌微数，余皆微细搏指，明系阴火内伏之象。诊后，乃尊唯一详述病情。云自去冬劳心太过，精气滑脱，加以怵惕恐惧，怔忡惊悸不宁。都门之医，峻用人参、桂、附，至岁底稍可，交春复剧如前，遂乞假归吴。吴门诸医，咸效用参、附导火归源，固敛精气之药，略无一验。转觉委顿异常，稍稍用心，则心系牵引掣痛，痛连脊骨对心处。或时痛引膺胁，或时巅顶如掀，或时臂股手足指甲皆隐隐作痛。怔忡之状，如碓杵，如牵绳，如簸物，如绷绢，如以竹击空，控引头中，如失脑髓之状，梦中尝自作文，觉时成篇可记，达旦倦怠睡去。便欲失精，精去则神魂如飞越之状，观其气色鲜泽，言谈亹亹，总属真元下脱，虚阳上扰之候。细推脉证，始先虽属阳气虚脱，而过饵辛温峻补之剂，致阳暴亢而反耗真阴。当此，急宜转关以救垂绝之阴，庶可挽回前过。为疏二方，煎用保元合四君，丸用六味合生脉。服及两月后，诸证稍平，但倦怠力微。因自检方书得补中益气汤为夏月当用之剂，于中加入桂、附二味，一啜即喉痛声喑，复邀诊候。见其面颜精采，而声音忽喑，莫解其故。询之乃尊，知为升、柴、桂、附升动虚阳所致，即以前方倍生脉服之，半月后，声音渐复，日渐向安，但起居调摄，殊费周折。衣被过暖，便咽干痰结；稍凉则背微畏寒；或啜热饮，则周身大汗，怔忡走精。此皆宿昔过用桂、附，余热内伏而寻出路也。适有石门董载臣，谓其伏火未清，非芩、连不能解散。时值嘉平，不敢轻用苦寒。仲春载臣复至，坐俟进药，可保万全。服数剂，形神爽朗，是后坚心服之。至初夏，反觉精神散乱，气不收摄，乃尽出从前所服之方，就正于予。予谓桂、附阳药，火毒之性，力能上升，得参以濡之，故可久伏下焦，与龙潜水底不异。若究其源，唯滋肾丸一方，为之正治，但既经芩、连折之于上，岂堪复受知、柏侵伐于下乎？从头打算，自春徂夏，不离苦寒，苦先入心，必从火化，何敢兼用肉桂引动虚阳，发其潜伏之性哉？端本澄源，仍不出六味合生脉，经岁常服，不特壮水制阳，兼得金水相生之妙用，何惮桂、附之余毒不化耶！（《张氏医通·卷二·诸伤门》）

谵妄案

石顽治文学黄稚洁讳振藻，谵妄颠仆，数月以来，或六七日一发，或二三日一发，或一日二三发，发则大吐涎水血沫，或一日半日而苏，或二三时而苏，医祷不灵，近于邪祟，术士皆言宿孽所致。昼夜恒见亡婢仆妇，二鬼缠绵，或时昏愦不省，或时妄言妄见，精气不时下脱，不能收摄。服二冬、二地、连、柏、金樱、石莲之属无算，反加作泻不食，后延石顽诊之。脉来寸盛尺微，前大后小，按之忽无，举之忽有，知为神气浮散之候。因与六君子加龙齿、菖蒲、远志，送养正丹，间续而进，前后共六七服，是后谵妄颠仆，绝不复发，邪祟亦不复见；唯梦泄为平时痼疾，不能霍然，更与平补镇心丹，两月而安。其尊人及昆弟亲戚，咸谓金石之药，能镇鬼神，曷知从前谵妄，皆神气浮散之故，得养正镇摄之功，当无神魂飞越之患矣。因识此，以破杯影弓蛇之惑。（《张氏医通·卷六·诸风门》）

惊证案

石顽治河南督学汪缄庵媳，产后病虚无气，洒洒然如惊，常时咳青黑结痰，欲咳则心中大动，咳则浑身麻木，心神不知所之，偶闻一声响，则头面烘热微汗，神魂如飞越状，专事妇科者屡用补养心血之剂罔效，虚羸转剧，邀石顽诊之。脉浮微弦而芤，独左寸厥厥动摇，此必胎前先伤风热，坐草时迸力过甚，痰血随气上逆，冲过膈膜而流入心包也。朝用异功散加童便淬蛤粉，以清理痰气；夕用大剂独参汤下来复丹，以搜涤瘀积。盖痰在膈膜之上，非焰硝无以透之，血在膈膜之上，非五灵无以浚之，然非借人参相反之性，不能激之使出也。服数日，神识渐宁，形神渐旺，改用归脾汤加龙齿、沉香，调理而康。（《张氏医通·卷六·诸风门》）

火郁案

石顽曰：凡病但恶寒而不发热者，多属火郁之证，举世一以阳虚为治，误人多矣。如墅关谢君宣之病，七月间寒热如疟，因服芩、知、石膏辈，稍间数日。后因小便，精大泄，遂脑痛如破，恶寒振振欲擗地。医用八味、六君，三倍参、附而寒不除，继用大建中，每服人参五钱，熟附二钱，其寒益甚。春旺人日，始延治于余。诊之脉仅三至，弦小而两寸俱伏，但举指忽觉流利。审其证，虽五袭重裘，大畏隙风如箭而不喜近火，恶寒虽剧而忽重忽轻，口鼻气息全冷而胸中时觉上冲，小腹坚满而块垒如石，大便坚硬而欲了不了，小便短数而时白时黄，阳道虽痿而缓纵不收，气色虽憔悴而不晦暗。此证起先本属阳虚，因加用参、附阳药过多，壮火不能化阴，遂郁伏土中，反致真阴耗竭，是以二便艰涩，所谓阴虚自致泉竭也，法当升发其阳。先与火郁汤六服，继进升阳散火、补中益气，而恶寒微除，重裘渐解，肢体微汗，口鼻气温，脉复五至，二

便调适，小便微和，阳亦渐举。嗣后令服六味丸、生脉散、异功散，调理而康。(《张氏医通·卷三·寒热门》)

不寐案

石顽曰：平人不得卧，多起于劳心思虑，喜怒惊恐，是以举世用补心安神药，鲜克有效，曷知五志不伸，往往生痰聚饮，饮聚于胆，则胆寒肝热，故魂不归肝而不得卧，是以《内经》用半夏汤涤其痰饮，则阴阳自通，其卧立至。一少年因恐虑两月不卧，服安神补心药无算，余与温胆汤倍半夏、柴胡，一剂顿卧两昼夜，竟尔霍然。复有一人遗精烦扰不得卧，与六味丸料加枣仁，数服而安寝如常。更有一人，溃疡久不收敛而不得卧，疡医不能疗，令用大剂十全大补而安。大抵因病不得卧，当详所因，亦不专主胆病也。(《张氏医通·卷九·杂门》)

噎膈案

石顽治朱彦真酒膈，呕逆不食，每日唯痛饮热酒一二觥，少顷即作酸呕出，膈间大痛，杂治经年不效，良由平昔好饮热酒所致。此即丹溪所谓好饮热酒，死血留胃口之候，授以人参散。方用人参一两，煎成，加麝香半分，冰片三厘，三剂便能进食，盖麝片善散胃口之痰与瘀血耳。十剂后改服柏子仁汤，半月而安。二方出自《云岐》，人多未知，每以予为尚异，何可为之辨耶？(《张氏医通·卷四·诸呕逆门》)

痞满案

家弟曾余，虽列贤书，最留心于医理。弟妇郑氏，乃世传女科中山之女，昆弟俱为时医。戊申夏患呕逆，不食者月余。服宽膈理气药二十余剂，几至绝粒，而痞胀异常，邀余（石顽）诊之。脉得虚大而数。按仲景脉法云：大则为虚，数则为虚。此胃中阳气大虚，而浊阴填塞于膈上也。因取连理汤方，用人参三钱服之。四剂而痞止食进，后与异功散调理数日而康。(《张氏医通·卷三·诸气门上》)

痞眩呕逆案

别驾吴蛟水公祖夫人，患痞眩呕逆。向因下体畏寒，肢肘麻瞀，久服八味、参、附不彻，六脉弦滑而按之则濡。此中焦素蕴痰湿，阳气不能周于四末之象。得桂、附辛热之力有时虽可暂开，究非真阳之虚，且有地黄之滞，所以痞晕漫无止期，遂疏《局方》七气汤加沉香。一服豁然，再剂神爽食进而安。（《张氏医通·卷三·诸气门上》）

泻利腹胀案

石顽治总戎陈孟庸，泻利腹胀作痛，服黄芩、白芍之类，胀急愈甚，其脉洪盛而数，按之则濡，气口大三倍于人迎。此湿热伤脾胃之气也，与厚朴生姜甘草半夏人参汤二剂，痛止胀减，而泻利未已，与干姜黄芩黄连人参汤二剂，泻利止而饮食不思，与半夏泻心汤二剂而安。（《张氏医通·卷七·大小腑门》）

久痢案

褚某水尊堂，深秋久痢，口噤不食者半月余，但饮开水及瓜瓢汁，啜后必呕胀肠鸣，绞痛不已，烦渴闷乱，至夜转剧，所下皆脓血，昼夜百余次，小水涓滴不通，诸医束手告辞，始邀石顽。切其六脉，皆弦细乏力；验其积沫，皆瘀淡色晦；询其所服，皆芩、连、槟、朴之类。因谓之曰：所见诸证俱逆，幸久痢脉弱，尚宜温补，姑勒一方，用理中加桂、芩、紫菀调之。服后小便即通，便得稍宽，三四日间糜粥渐进，痢亦渐减，更与理中倍参，伏龙肝汤泛丸，调理而痊。（《张氏医通·卷七·大小腑门》）

河鱼腹疾案

（石顽）又治同川春榜陈颖雍，触热锦旋抵家，即患河鱼腹疾，半月已来，攻克不效，遂噤口粒米不入，且因都门久食煤火，肩背发长，不赤不疼，陷伏不起，发呃神昏，势日濒危，内外医科，互相推委，因命楫相邀石顽，就榻诊之。六脉弦细欲绝，面有戴阳之色，所下之物，瘀晦如烂鱼肠脑。证虽危殆，幸脉无旺气，气无喘促，体无躁扰，可进温补，但得补而痈肿焮发，便可无虞。遂疏保元汤，每服人参三钱，生黄芪二钱，甘草、肉桂各一钱，伏龙肝汤代水煎服，一啜而稀糜稍进，再啜而后重稍轻，三啜而痈毒贲起，另延疡医敷治其外，确守前方，服十余服而安，前后未尝更易一味也。(《张氏医通·卷七·大小腑门》)

下痢案

石顽治春榜项鸣先尊堂，下痢血色如苋汁，服消克苦寒芩、连、大黄之类愈甚，不时发热痞闷，六脉瞥瞥虚大，右关独显弦象，然按之则芤。此气虚不能统血之候，与补中益气加炮姜、肉桂，四剂而安。(《张氏医通·卷七·大小腑门》)

五色痢

(石顽) 又治郭然明之室，患五色痢，昼夜数十次，兼带下如崩，误服大黄；黄连之属十余剂，遂隔塞不通、口噤不食者半月余，至夜必大发热躁渴，六脉弦细而疾。此足三阴俱虚之候，与理中加桂、芩、木香、乌梅以调其胃，次与加减八味作汤，导其阴火而痊。(《张氏医通·卷七·大小腑门》)

久痢呃逆案

刑部郎中申勋庵高年久痢，色如苋汁，服芩、连、芍药之类二十余剂，渐加呃逆，乃甥王勤中，邀石顽往诊。六脉弦细如丝，唯急进辛温峻补，庶合病情，遂疏理中加丁香、肉桂方。诸医咸谓血痢无用姜、桂、人参之理，迟疑不敢服，仍啜芩、连、芍药，迁延五日，病愈甚而骤然索粥，举家及诸医，皆以能食为庆，复邀石顽相商。而脉至如循刀刃，此中气告竭，求救于食，除中证也。世人但知下痢能食为向愈，曷知其有除中之例乎？因表出以为后学之

鉴。(《张氏医通·卷七·大小腑门》)

大小便不通案

石顽治杨松龄，夏月感冒，曾服发散药十余剂，大小便俱闭涩不通，更一医，用硝、黄下之，少腹左畔遂胀起如墩，不赤不热，有时哔哔作声。复延疡医，以敷药治其外，以解毒利水药治其内，药未进而躁扰不宁，因延石顽诊之。六脉紧细而骇，此过汗津液大伤，又与苦寒攻里，致阴邪内结，膀胱不化，溺积不通，法在不救，幸胃气有权，形神未槁，尚能稍进糜饮，姑许以治。因与《济生》肾气大剂，煎成入有嘴壶，托起其项，徐徐仰灌升许，顷令转侧，以鹅翎探吐，即时溲便如注，少腹顿平，更与十全大补调理而安。此证前后患者四五人，或小便淋沥，或遗溺不止，或形羸气脱，皆立辞不治。(《张氏医通·卷七·大小腑门》)

疟疾案

石顽治广文张安期夫人，先是其女及婿与婢，数日连毙三人。其仆尚传染垂危，安期夫人因送女殓，归亦病疟。杂治罔效，遂成坏病，勉与生姜泻心汤救之。故友李怀兹乃郎幼韩触邓氏疫疟之气，染患月余不止，且左右乏人，失于调理，以致愈而复发，加以五液注下、疟痢兼并、水谷不入者半月有余。当此虽有合剂，亦难克应。乃携归斋中，日与补中益气，兼理中、六君、芪、桂之属，将养半月而康。

中翰金淳还乃郎，八月间患疟，发于辰戌丑未。至春，子午卯酉每增小寒热，直至初夏，始延治于石顽。诊其六脉如丝，面青唇白，乃与六君子加桂、附，四服不应。每服加用人参至一两，桂、附各三钱，又四服，而辰戌丑未之寒热顿止，子午卯酉之寒热更甚。此中土有权而邪并至阴也。仍与前药四服，而色荣食进，寒热悉除，后与独参汤送八味丸调理而安。

乡饮张怡泉，恒服参、附、鹿角胶等阳药而真阴向耗，年七十五，七月下浣病疟，时医误进常山止截药一剂，遂致人事不省，六脉止歇。按之则二至一止，举指则三五至一止，唯在寒热之际诊之则不止歇，热退则止歇如前。此真气衰微，不能贯通于脉，所以止歇不前。在寒热之时，邪气冲激经脉，所以反得开通，此虚中伏邪之象，为制一方，用常山一钱酒拌，同人参五钱焙干，去常山但用人参，以助胸中大气而祛逐之。当知因常山伤犯中气而变剧，故仍用常山为向导耳。昼夜连进二服，遂得安寝，但寒热不止，脉止如前，乃令日进人参一两，分二次进，并与稀糜助其胃气。数日寒热渐止，脉微续而安。(《张氏医通·卷三·寒热门》)

瘅疟案

文学顾大来，年逾八旬，初秋患瘅疟，昏热谵语，喘乏遗溺。或者以为伤寒谵语，或者以为中风遗尿，危疑莫定，予曰无虑。此三阳合病，谵语遗尿，口不仁而面垢，仲景暑证中原有是例。遂以白虎加人参，三啜而安。同时文学顾次占夫人，朔客祁连山，皆患是证，一者兼风，用白虎加桂枝；一者兼湿，用白虎加苍术，俱随手而痊。若以中风遗尿例治，则失之矣。是日坐间有同道问及今岁疟脉不弦之故，予谓之曰：疟属少阳经证，其脉当弦，而反不弦如平人者，以邪气与正气混合不分，故绝不显弦象。《金匮》有云：温疟者，其脉如平，身无寒但热，骨节烦疼，时呕，白虎加桂枝汤主之。曷知脉即不弦，便非风木之邪，即不当用柴胡等少阳经药，岂可以常法施治乎？(《张氏医通·卷三·寒热门》)

久咳吐血案

(石顽)又治钱曙昭，久咳吐血，四五日不止，不时烘热面赤，或时成盆成碗，或时吐粉红色痰，至夜则发热自汗，一夕吐出一团，与鱼肠无异，杂于鲜血之中，薄暮骤涌不已，神气昏昏欲脱，灌童子小便亦不止。同道相商无策，因思瘀结之物既去，正宜峻补之时，遂猛进独参汤，稍定，缘脉数疾无力，略加肉桂、炮姜、童便少许，因势利导，以敛虚阳之逆；一夜中尽参二两，明晨其势稍定，血亦不来，而糜粥渐进，脉息渐和，改用六味丸作汤，调补真

阴，半月而安。（《张氏医通·卷五·诸血门》）

气郁案

汪石山治一孀妇，年四十余，患走气遍身疼痛，或背胀痛，或胁插痛，或一月二三发，发则呕尽所食方快，饮食不进，久伏床枕。或用流气饮、二陈汤，益甚，汪诊之，脉皆细微而数，右脉尤弱。曰，此忧思伤脾而气郁也，当补脾散郁。以人参三钱，黄二钱，归身一钱半，川芎八分，香附、黄连、甘草、干姜、砂仁各五分，数剂稍缓。再以参、芪、川芎、香附、山栀、甘草、神曲糊丸服而愈。（《张氏医通·卷三·诸气门上》）

惊搐案

近于都门疗正黄旗四川道监察御史讳粹然李公之孙，年四岁，痂后忽发惊搐，诸方皆谓莫救，亟邀予往。诊其六脉虚数无力，手足时发拘挛，口眼㖞僻，唇燥囊缩，溲便涩难，证虽危殆，以举家恳救甚切，因思痘后发搐，多缘气血两亏、土衰木贼、虚风内动所致，法当温养肝脾、峻补气血，使正气有权，虚风得以自息，若治其惊，是速其毙也。为疏一方，以十全大补桂用枝，日进二服，搐遂稍定；又二服，二便自通，囊亦少纵，目睛转动，诸证向安，但头发毒数处，其色亦不甚赤，于前方中去芎、地，加白芷、忍冬、贝母；三日后毒亦消散，声音清朗，饮食如常，唯左臂与左足不能举动，更于原方加牛膝，倍当归，四剂便能步履；独手腕无力，仍以牛膝易桂枝，先后不逾一方，调理而痊。孰谓证见危逆而悉委之不救哉？（《张氏医通·卷十二·婴儿门下》）

眩晕案

石顽治司业董方南夫人，体虽不盛，而恒有眩晕之疾，诊其六脉皆带微弦，而气口尤甚。盖缘性多郁怒，怒则饮食不思，恒服消导之味，则中土愈困，饮食皆化为痰，痰从火化而为眩晕矣，岂平常肥盛多湿之痰可比例乎！为疏六君子方，水泛为丸，服之以培中

土，中土健运，当无敷化不及，留结为痰而成眩晕之虑，所谓治病必求其本也。（《张氏医通·卷六·诸风门》）

热淋案

石顽治内阁文湛持，夏月热淋，医用香薷饮、益元散，五日不应，淋涩转甚，反加心烦不寐，乃弟广文彦可，相邀往诊。见其唇赤齿燥，多汗喘促，不时引饮，脉见左于微细、右手虚数，知为热伤元气之候。遂疏生脉散方，频进代茶，至夜稍安；明日复苦溲便涩数，然其脉已向和，仍用前方不时煎服，调理五日而痊。（《张氏医通·卷七·大小腑门》）

膏淋案

（石顽）又治太史沈韩倬，患膏淋，小便频数，昼夜百余次，昼则滴沥不通，时如欲解，痛如火烧，夜虽频进，而所解倍常。溲中如脂如涕者甚多，先曾服清热利水药半月余，其势转剧，面色痿黄，饮食艰进，延石顽诊之。脉得弦细而数，两尺按之益坚，而右关涩大少力，此肾水素亏，加以劳心思虑，肝木乘脾所致，法当先实中土，使能堤水，则阴火不致下溜，清阳得以上升，气化通而疼涩瘳矣。或云：邪火亢极，反用参、补之，得无助长之患乎？曷知阴火乘虚下陷，非开提清阳不应。譬诸水注，塞其上孔，倾之涓滴不出。所谓病在下，取之上，若用清热利水，则气愈陷，精愈脱，而溺愈不通矣。遂疏补中益气方，用人参三钱，服二剂，痛虽稍减，而病者求其速效，或进四苓散加知母、门冬、沙参、花粉，甫一服，彻夜痛楚倍甚，于是专服补中益气，兼六味丸，用紫河车熬膏代蜜调理，补中原方，服至五十剂，参尽斤余而安。（《张氏医通·卷七·大小腑门》）

胞痹案

（石顽）又治陕客亢仁轩，年壮色苍，体丰善啖，患胞痹十余年，诸省名医，俱药之不应，亦未有识其病名者，癸丑夏，泊吴求治。其脉软大而涩涩不调，不时蹲踞于地，以手揉其茎囊则溲从谷道点滴而渗，必以热汤沃之始得稍通，寐则有时而遗。其最苦者，中有结块如橘核之状，外裹红丝，内包黄水，杂于脂腻之中，与向所治高参议田孟先无异。此因恣饮不禁，酒湿乘虚袭入髓窍，故有是患，因令坚戒烟草火酒、湿面椒蒜、糟醋鸡豕、炙煿等味，与半夏、茯苓、猪苓、泽泻、萆薢、犀角、竹茹作汤，四剂不应省其故，以西北人惯食等味，不能戒口，所以不效。乃令其坚守勿犯，方与调治，仍用前药四剂，势减二三，次与肾沥汤加萆薢数服，水道遂通，溲亦不痛，但觉食不甘美，后以补中益气加车前、木通，调之而安。此与高参议田孟先证虽同而治稍异，高则因远游，恣乐妓馆致病，故用肾沥汤、加减八味丸收功；因由阴虚多火，故用肾沥汤、生脉散合六味丸收功，若萆薢分清、渗水伤精之味，咸为切禁。此则肥盛多湿，故先与清胃豁痰之药，然后理肾调脾，为治不得不异耳。(《张氏医通·卷七·大小腑门》)

阴虚热陷膀胱案

（石顽）又治御前侍卫金汉光，年逾花甲，初夏误饮新酒致病，前有淋沥涩痛，后有四痔肿突。此阴虚热陷膀胱也，先与导赤散，次进补中益气，势渐向安，唯庭孔涩痛未除，或令服益元散三服，遂致遗溺不能自主。投剂不应，直至新秋，脉渐软弱，因采肾沥之义，以羖羊肾制补骨脂，羊胳制菟丝子，浓煎桑根皮汁制螵蛸，甫进三日，得终夜安寝，涓滴靡遗矣。(《张氏医通·卷七·大小腑门》)

消中善食案

石顽治太学赵雪访，消中善食，日进膏粱数次，不能敌其饥势，丙夜必进二餐，食过即昏昏嗜卧，或时作酸作甜，或时梦交精泄，或时经日不饮，或时引饮不彻，自言省试劳心所致。询其先前所服之药，屡用安神补心，滋阴清火，俱不应，延至麦秋，其证愈剧，始求治于石顽。察其声音，浊而多滞，其形虽肥盛色苍，而肌肉绵软，其脉六部皆洪滑而数，唯右关特甚，其两尺亦洪滑，而按之少神。此肾气不充，痰湿挟阴火泛溢于中之象。遂与加味导痰加兰香，数服，其势大减，次以六君子合佐金，枳实汤泛丸服，后以六味丸去地黄，加鳔胶、蒺藜，平调两月而康。（《张氏医通·卷九·杂门》）

上消引饮案

（石顽）又治粤客李之藩，上消引饮，时当三伏，触热到吴，初时自汗发热，烦渴引饮，渐至溲便频数，饮即气喘，饮过即渴，察其脉象，唯右寸浮数动滑，知为热伤肺气之候。因以小剂白虎加人参，三服，其势顿减，次与生脉散，调理数日而痊。（《张氏医通·卷九·杂门》）

强中下消案

（石顽）又治薛廉夫子，强中下消，饮一溲二。因新娶继室，真阴灼烁，虚阳用事，阳强不倒，恣肆益甚，乃至气息不能相续，精滑不能自收，背曲肩随，腰胯疼软，足膝痿弱，寸步艰难，糜粥到口即厌，唯喜膏粱方物。其脉或时数大少力，或时弦细数疾，此阴阳离决，中空不能主持，而随虚火辄内辄外也。峻与八味、肾气、保元、独参，调补经年，更与六味地黄，久服而瘥。（《张氏医通·卷九·杂门》）

鼓胀案

石顽治文学顾若雨，鼓胀喘满，昼夜不得寝食者二十余日。吾吴名医，用大黄三下不除，技穷辞去。更一医先与发散，次用消克破气二十余剂，少腹至心下，遂坚满如石，腰胁与眇中，皆疼痛如折，亦无措指而退。彼戚王墨公邀余往诊。脉得弦大而革，按之渐小，举指复大，询其二便，则大便八九日不通，小便虽少而清白如常。此因克削太过，中气受伤，浊阴乘虚，僭据清阳之位而然。以其浊气上逆，不便行益气之剂，先与生料六味丸加肉桂三钱，沉香三分，下黑锡丹二钱，导其浊阴。是夜即胀减六七，胸中觉饥，侵晨便进糜粥，但腰胯疼软，如失两肾之状。再剂胸腹全宽，少腹反觉微硬，不时攻动，此大便欲行，津液耗竭，不能即去故也。诊其脉仅存一丝，改用独参汤加当归、枳壳，大便略去结块，腰痛稍可，少腹遂和，又与六味地黄仍加肉桂、沉香，调理而安。(《张氏医通·卷三·诸气门上》)

溲血案

（石顽）又治内弟顾元叔溺血，溺孔不时疼酸，溺则周身麻木，头旋眼黑，而手足心经脉绌急，酸麻尤甚，脉来弦细而数，两尺搏坚。与生料六味，或加牛膝，或加门冬，服之辄效，但不时举发，复以六味合生脉，用河车熬膏代蜜，丸服而痊。(《张氏医通·卷五·诸血门》)

腹痛泄泻下血案

石顽治吴兴韩晋度春捷锦旋，患腹痛泄泻下血，或用香连丸，遂饮食艰进，少腹急结，虽小便癃闭，而不喜汤饮，面色痿黄，昼夜去血五十余度，邀余诊之。气口脉得沉细而紧，询其所下之血，瘀晦如苋汁。与理中加肉桂二钱，一剂溺通，小腹即宽，再剂血减食进，四剂泄泻止。三四次去后微有白脓，与补中益气加炮姜，四剂而康。(《张氏医通·卷五·诸血门》)

中风案

（石顽）又治御前侍卫金汉光如夫人，中风四肢不能举动，喘鸣肩息，声如拽锯，不能着枕，寝食俱废者半月余，方邀治于石顽。诊其脉，右手寸关数大，按久无力，尺内愈虚；左手关尺弦数，按之渐小，唯寸口数盛。或时昏眩，或时烦乱。询其先前所用诸药，皆二陈、导痰，杂以秦艽、天麻之类；不应，又与牛黄丸，痰涎愈逆，危殆益甚。因疏六君子，或加胆星、竹沥，或加黄连、当归。甫四剂而喘息顿除，再二剂而饮食渐进，稍堪就枕，再四剂而手足运动。十余剂后，屏帏之内，自可徐行矣。因思从前所用之药，未常不合于治，但以痰涎壅盛，不能担当，峻用参、术开提胃气；徒与豁痰，中气转伤，是以不能奏绩耳。

（石顽）又治汉川令顾我在夫人，高年气虚痰盛，迄因乃郎翰公远任广西府，以道远抑郁，仲春十四夜，忽然下体堕床，便舌强不语，肢体不遂，以是日曾食湿面。诸医群议消导，消导不应，转增困惫，人事不省，头项肿胀，事在危急，急邀石顽诊之。六脉皆虚濡无力，诸医尚谓大便六七日不通，拟用攻下。余谓之曰：脉无实结，何可妄攻？我在乔梓，皆言素有脾约，大便常五七日一行，而艰苦异常，乃令先小试糜饮，以流动肠胃之枢机。日进六君子汤，每服用参二钱，煎成炖热，分三次服。四剂后，自能转侧，大便自通。再四剂，手足便利，自能起坐。数日之间，倩人扶掖徐行，因切嘱其左右谨防，毋使步履有失，以其气虚痰盛，不得不防杜将来耳。（《张氏医通·卷一·中风门》）

麻木案

（石顽）又治松陵沈云步先生，解组归林，以素禀多痰，恒有麻木之患，防微杜渐，不无类中之虞，乃谋治于石顽。为疏六君子汤，服之颇验。而性不喜药，入秋已来，渐觉肢体不遂，复邀诊切。脉得软滑中有微结之象，仍以前方除去橘皮，加归、芪、巴戟，平调半月而安。然此证首在节慎起居，方能永保贞固，殊非药力可图万全也。（《张氏医通·卷一·中风门》）

腿痛案

石顽治沈汝楫子，夏月两膝胫至脚痛极，僵挺不能屈者十余日，或用敷治之法，不效。其脉软大而数，令拭去敷药，与当归拈痛汤二剂，汗出而愈。（《张氏医通·卷二·诸伤门》）

病醉酒案

癸卯元夕，周徐二子，过石顽斋头纵饮，次日皆病酒不能起，欲得葛花汤解醒。余曰：东垣葛花解醒汤，虽为伤酒专剂，然人禀气各有不同。周子纵饮，则面热多渴，此酒气皆行阳明肌肉之分。多渴知热伤胃气，岂可重令开泄以耗津液？与四君子汤去甘草加藿香、木香、煨葛根、泽泻，下咽即苏。徐子久患精滑，饮则面色愈青。此素常肝胆用事，肾气并伤，酒气皆行筋骨，所以不上潮于面，葛花胃药，用之何益？与五苓散加人参倍肉桂，服后食顷，溲便如皂角汁而安。（《张氏医通·卷二·诸伤门》）

虚损案

（石顽）又治颜汝玉女，病虚羸寒热，腹痛里急，自汗喘嗽者三月余。屡更医药不愈，忽然吐血数口，前医转邀石顽同往诊。候其气口虚涩不调，左皆弦微，而尺微尤甚。令与黄芪建中加当归、细辛。前医曰：虚劳失血，曷不用滋阴降火，反行辛燥乎？余曰不然。虚劳之成，未必皆本虚也，大抵多由误药所致，今病欲成劳，乘其根蒂未固，急以辛温之药提出阳分，庶几挽回前失。若仍用阴药，则阴愈亢而血愈逆上矣。从古治劳，莫若《金匮》诸法，如虚劳里急诸不足，用黄芪建中，原有所祖，即腹痛悸衄，亦不出此。更兼内补建中之制，加当归以和营血，细辛以利肺气，毋虑辛燥伤血也。遂与数帖，血止。次以桂枝人参汤数服，腹痛寒热顿除。后用六味丸，以枣仁易萸肉，或时间进保元、异功、当归补血之类，随证调理而安。余治虚劳，尝屏绝一切虚劳之药，使病气不致陷入阴分，深得《金匮》之力也。门人进问虚损之治，今人恒守肝只是有余，肾只是不足二语，咸以清热平肝为务，吾师每以扶脾益肝建功，其旨云何？石顽答曰：夫嗽虽言肺病，而实本之于胃。《内经·咳论》有云：其本在胃，颇关在肺，其义可见。至于平肝之说，关系非轻。肝为生发之脏，主藏精血，精血内充，证脉俱无由见也。凡虚劳里急，亡血失精，烦热脉弦诸证，良由生气内乏，失其柔和而见乖戾，似乎邪热有余之象，是须甘温调补，以扶生发之气。审系阴亏，则壮水以制阳，阳虚则培土以厚载，使之荣茂而保其贞固，讵可复加削伐而损既病之胃气乎？（《张氏医通·卷二·诸伤门》）

热伤阴血案

钱顺所素有内伤，因劳力感寒，发热头痛，医用表散药数服，胸膈痞闷不安，以大黄下之，痞闷益甚。更一医，用消克破气药过伤胃气，遂厥逆昏愦，势渐濒危，邀石顽诊之。六脉萦萦如蜘蛛丝。视其舌上，焦黑燥涸异常。此热伤阴血，不急下之，真阴立槁，救无及矣。因以生地黄黄连汤，去黄芩、防风，加人中黄、麦门冬、酒大黄。另以生地黄一两酒浸捣汁和服，夜半下燥矢六七枚，天明复下一次，乃与生脉散二帖。以后竟不服药，日进糜粥调养，而大便数日不行，魄门迸迫如火，令用导法通之，更与异功散调理而安。（《张氏医通·卷二·诸伤门》）

百合案

石顽治内翰孟端士尊堂太夫人，因端士职任兰台，久疏定省，兼闻稍有违和，虚火不时上升，自汗不止，心神恍惚，饮食不能食，欲卧不能卧，口苦小便难，溺则洒淅头晕，自去岁迄今，历更诸医，每用一药，辄增一病。用白术则窒塞胀满，用橘皮则喘息怔忡，用远志则烦扰烘热，用木香则腹热咽干，用黄芪则迷闷不食，用枳壳则喘咳气乏，用门冬则小便不禁，用肉桂则颅胀咳逆，用补骨脂则后重燥结，用知、柏则小腹枯瘪，用芩、栀则脐下引急，用香薷则耳鸣目眩，时时欲人扶掖而走，用大黄则脐下筑筑，少腹愈觉收引，遂致畏药如蝎，唯日用人参钱许，入粥饮和服，聊借支撑。交春虚火倍剧，火气一升则周身大汗，神气欲脱，唯倦极少寐，则汗不出而神思稍宁。觉后少顷，火气复升，汗亦随至，较之盗汗迥殊，直至仲春中浣，邀石顽诊之。其脉微数，而左尺与左寸倍于他部，气口按之，似有似无。诊后，款述从前所患，并用药转剧之由，曾遍询吴下诸名医，无一能识其为何病者。石顽曰：此本平时思虑伤脾，脾阴受困，而厥阳之火，尽归于心，扰其百脉致病，病名百合，此证唯仲景《金匮要略》言之甚详。本文原云：诸药不能治，所以每服一药，辄增一病，唯百合地黄汤为之专药，奈病久中气亏乏殆尽，复经药误而成坏病，姑先用生脉散加百合、茯神、龙齿以安其神，稍兼萸、连以折其势，数剂稍安，即令勿药，以养胃气，但令日用鲜百合煮汤服之，交秋天气下降，火气渐伏，可保无虞。迨后仲秋，端士请假归省，欣然勿药而康。后因劳心思虑，其火复有升动之意，或令服佐金丸而安。嗣后稍觉火炎，即服前丸，第苦燥之性，苦先入心，兼之辛燥入肝，久服不无反从火化之虞，平治权衡之要，可不预为顾虑乎?(《张氏医通·卷六·痿痹门》)

脚气病案

石顽治文学褚廷嘉精脱气伤，喘汗蒸热如淋，六脉浮芤，按之乏力，势不得不从事温补，遂猛进黄芪建中，易桂心加人参，数帖而安。因有脚气痼疾，恒服肾气丸不彻，六七年来，宿患未除，坚恳石顽铲绝病根。乃汇取术附、桂附、芪附、参附等法，兼采八风散中菊花，鳖甲汤中鳖甲、贝齿、羚羊、犀角，风引汤中独活、防己，竹沥汤中姜汁、竹沥为丸，共襄祛风逐湿之功，服后必蒸蒸汗出，不终剂而数年之疾顿愈。非深达法存《千金》妙义，乌能及此?(《张氏医通·卷六·痿痹门》)

二、 妇科医案

妊娠恶阻案

石顽治太史钱宫声媳，去秋疟久大虚，饮食大减，经水不调，季冬略行一度，今春时发寒热，腹满不食，服宽胀利水药不应，拟进破血通经之剂，邀石顽相商。其脉左寸厥厥动摇，右关与两尺虽微弦，而重按久按，却滑实流利。唯右寸左关虚濡而数，寻之涩涩少力。此阴中伏阳之象，洵为胎脉无疑，良由中气虚乏，不能转运其胎，故尔作胀。前医曰：自结缡迄今，距十二载，从来未曾受孕，病后元气大虚，安有怀娠之理? 石顽曰：向之不孕，必有其故，今病后余热留于血室，因而得妊，亦恒有之。细推病机，每粥食到口，辄欲作呕，唯向晚寒热之际，得热饮入胃，其寒热顿减，岂非胃气虚寒，水精不能四布，留积而为涎液，汪洋心下乎? 俗名恶阻是也。其腹满便难之虚实，尤须明辨。《金匮》有云：趺阳脉微弦，法当腹满，不满必便难，乃虚寒从下上也，当以温药服之。况大便之后，每加胀急，以里气下通，浊阴乘机上扰，与得下暂时宽快迥殊。其治虽当安胎为主，但浊阴之气，非借辛温不能开导其结。遂疏四君子汤，益入归、芍以收营血之散，稍借肉桂为浊阴之向导，使母气得温中健运之力，胎息无浊阴侵犯之虞。桂不伤胎，庞安常先有明试，余尝屡验之矣。服后寒热渐止，腹胀渐宽，饮食渐进，胎息亦渐形著而运动于脐上。至仲夏，因起居不慎，而胎漏下血，前医犹认石瘕而进破积之方，乃明谕脉证，左寸动滑，断属乾象，而与扶脾药得安。后产一子，举家称快。设不审而与通经破血，能保子母双全之庆乎？(《张氏医通·卷三·诸气门上》)

崩漏案

一妇老年患崩，诸药罔效，身热皮痛，头晕涕出，吐痰少食，众作火治，转致绝粒数日，仅存呼吸。诊之，乃脾肾虚寒。用生料八味丸一剂，翌早遂索粥，再剂热减痛止，服八味丸。愈后因劳役忧怒，至夏崩复作，胸饱发热脊痛，腰不可转，神气怫郁，脉洪无伦，按之微弱。此无根之火，内真寒而外假热也。以十全大补加附子，一剂晕止，崩血渐减，日服八味丸而愈。(《张氏医通·卷十·妇人门上》)

经期泄泻案

石顽治一薛姓妇，每遇经行，必先作泻二三日。其脉左手关尺弦细如丝，右手关上小驶而滑，服姜、桂、萸、附，则大渴腹痛，泄泻转剧；服苓、泽、车前之属，则目暗如盲。此肝血虚寒，而脾胃有伏火也。俟经将行作泻时，朝用理中加黄连，作汤服五六剂，暮与加减八味加紫石英，作丸常服，不终剂而数年之疾顿除。(《张氏医通·卷十·妇人门上》)

妊娠病疟案

石顽治郝（失记其字）媳，怀孕九月，患疟三四发后，即呕恶畏食。诊其脉，气口涩数不调，左关尺弦数微滑，此中脘有冷物阻滞之候。以小柴胡去黄芩，加炮姜、山楂，四服稍安思食，但性不嗜粥，连食肺鸭之类，遂疟痢兼并，胎气下坠不安，以补中益气去黄芪，加香、砂、乌梅，五服而产，产后疟痢俱不复作矣。其仆妇产后数日，亦忽下痢脓血，至夜微发寒热，小腹胀痛，与《千金》三物胶艾汤去榴皮，加炮黑山楂，六服而瘳。（《张氏医通·卷十·妇人门上》）

太学郑墨林夫人，怀孕七月，先疟后痢，而多鲜血，与补中益气加吴茱萸、制川连而愈。每见孕妇病疟，胎陨而致不救者多矣。（《张氏医通·卷三·寒热门》）

妊娠呕血案

贰尹闵介眉甥媳，素禀气虚多痰，怀妊三月，因腊月举囊受寒，遂恶寒不食，呕逆清血，腹痛下坠，脉得弦细如丝，按之欲绝。与生料干姜人参半夏丸二服；不应，更与附子理中，加芩、半、肉桂，调理而康。门人问曰：尝闻桂、附、半夏，孕妇禁服，而此并行无碍，何也？曰：举世皆以黄芩、白术为安胎圣药，桂、附为陨胎峻剂，孰知反有安胎妙用哉！盖子气之安危，系乎母气之偏胜。若母气多火，得芩、连则安，得桂、附则危；母气多痰，得芩、半则安，得归、地则危；母气多寒，得桂、附则安，得芩、连则危。务在调其偏胜，适其寒温，世未有母气逆而胎得安者，亦未有母气安而胎反堕者。所以《金匮》有怀妊六七月，胎胀腹痛恶寒，少腹如扇，用附子汤温其脏者。然认证不果，不得妄行是法，一有差误，祸不旋踵，非比芩、术之误，犹可延引时日也。（《张氏医通·卷二·诸伤门》）

难产案

余（张璐）族妹苦于难产，遇胎则触而去之，予甚悯焉。视其形弱而勤于女工，知其气虚。久坐气不运而愈弱，儿在胞胎，因母气虚，不能自运耳，当补其母之气，则儿运易产，令其有孕。至六月来告，遂以紫苏饮加补气药，与数十帖，得男甚快，因以此方随母之性禀与时会加减，服者无不应验。临蓐时，去川芎、生姜加白术、黄杨脑，则腹不觉痛，母亦无病，因名方为达生散云。难产及胞衣不下，急于产母右脚小指尖头上灸三壮，炷如小麦大，火去即产。(《张氏医通·卷十·妇人门上》)

产后麻木案

（张璐）曾治一妇，产后右半身麻瞀而昏晕，不省人事，发即胸膈痞闷，下体重着，或时心神荡摇，若无心肺之状，顷则周身冷汗如辘，大吐痰涎而苏。此产后经脉空虚，痰饮乘虚袭入之故，因与六君子加归、芪、肉桂，随手而效。复有一妇，产后左半身麻瞀昏晕，不省人事，发则周身大痛，筋脉瘛疭，肌肉瞤动，或时头面赤热，或时腿上振振动摇，顷则蒸蒸汗出而苏。此产后营血大亏，虚风袭入之故，用十全大补汤治之，诸证悉平，但麻瞀不止，后与地黄饮子而安。(《张氏医通·卷十·妇人门上》)

产后眩晕心悸案

石顽治洋客巴慈明妇，产后眩晕心悸，神魂离散，若失脏腑之状，开眼则遍体麻木，如在云雾之中，必紧闭其目，似觉稍可，昼日烦躁，夜则安静。专事女科者，用四物等血药，则呕逆不食；更一医用姜、附等热药，则躁扰不宁。其脉虚大而数，按之则散，举之应指，此心火浮散之象，因艰产受惊，痰饮乘虚袭入心包络中，留伏膈上，有入无出，所以绵延不已。盖目开则诸窍皆开，痰火堵塞心窍，所以神识无主；目闭则诸窍俱闭，痰火潜伏不行，故得稍安，与东垣所言，合眼则阳气不行之麻木迥殊。况昼甚夜轻，明是上焦阳位之病，与理痰清火之剂，诸证渐宁。然或因惊恚，或因饮食，不时举发，此伏匿膈上之痰，无从搜涤也。乘发时，用独参汤下紫雪开通膈膜，仍与前药，调补半载而康。(《张氏医通·卷六·瘗痹门》)

第二节　他人医案

一、内科医案

伤寒案

许叔微治一酒客，感冒风寒，倦怠不思饮食，已半月矣。睡后发热，遍身疼如被杖，微恶寒，六脉浮大，按之豁然。作极虚受寒治之，用六君子加黄芪、当归、葛根，大剂与之。五服后遍身汗出如雨，得睡，诸证悉平。（《张氏医通·卷二·诸伤门》）

丹溪治一老人，因内伤挟外感，自误发汗，脉浮数。年高误汗，必有虚证，乃与参、术、归、芪、甘草、陈皮等。自言从病不曾更衣，今虚迸痛不堪，欲用利药。朱谓非实秘，气因误汗而虚，不得充腹，无力可努，仍用前药。间与肉汁及琐阳粥，浓煎葱椒汤浸下体，下软块五六枚，脉大未敛，血气未复，又与前药；二日，小便不通，小腹满闷烦苦，仰卧则点滴而出，朱曰补药未至，倍参、术。服二日，小便通，半月而愈。（《张氏医通·卷七·大小腑门》）

恶寒案

李士材治吴文邃眩晕三载，虽战栗恶寒而不喜饮热汤，五月向火，数外家拥居帷幔，屡服姜、桂不效。脉浮之细小，沉之搏坚，是郁火内伏，不得宣越也，用金花汤加柴胡、甘草、生姜，乘热饮之。移时而恶寒减，再剂而撤火炉，逾月而起，更以人参汤进六味丸，两月全安。（《张氏医通·卷三·寒热门》）

暑证医案

罗谦甫治一人，夏月胸项多汗，两足逆冷谵语，关前濡，关后急，当作湿温治。经曰：湿温之脉，阳濡而弱，阴小而急。濡弱见于阳部，湿气搏暑也；小急见于阴部，暑气蒸湿也。盖先伤湿而后

伤暑，暑湿相搏，是名湿温。先与白虎加参，次换苍术，三日而愈。（《张氏医通·卷二·诸伤门》）

自汗亡阳案

滑伯仁治一人，病自汗如雨，目赤身热，口燥心烦，盛暑中帷幕周密，以至亡阳。服术附数剂，脉虚而洪数，舌上苔黄。曰：前药误矣。令撤幔开窗，以黄连解毒、人参白虎，三进而汗止；渴，用冰水调益元散，七日而愈。（《张氏医通·卷二·诸伤门》）

肺火病案

易思兰治一妇，患浑身倦怠，呵欠口干，经月不食，强之不过数粒而已。有以血虚治之者，有以气弱治之者，有知为火而不知火之源者，用药杂乱，愈治愈病。至冬微瘥，次年夏间，诸病复作，肌消骨露，三焦脉洪大侵上，脾肺二脉微沉，余部皆平和，此肺火病也。以栀子仁姜汁浸一宿，炒黑研极细末，用人参、麦冬、乌梅煎汤调下。进二服，即知饥喜食，旬日肢体充实如常。后因久病不孕，众皆以为血虚，而用参、芪之品，半月胸膈饱胀，饮食顿减，至三月余而经始通，下黑秽不堪，或行或止，不得通利，其苦万状。易复以四乌汤换生地，加陈皮、苏梗、黄芩、山栀、青皮、枳壳十数剂，一月内即有孕。（《张氏医通·卷三·诸气门上》）

痰饮案

薛立斋治一人，背肿一块，按之则软，肉色如故，饮食如常，劳则吐痰，此脾虚而痰滞，用补中益气加茯苓、半夏、羌活，外以香附末、姜汁调饼，灸之而散；后因劳役头眩作呕，仍以前药减羌活，加蔓荆子而愈。

李士材治秦景明，素有痰饮，每岁必四五发，发即呕吐不能食。此病久结成窠囊，非大涌之弗愈也。须先进补中益气，十日后以瓜蒂散频投，涌如赤豆沙者数升，已而复得水晶色者升许；如是者七补之、七涌之，百日而窠囊始尽，专服六君子、八味丸经年不辍。

又治朱文哉，遍体如虫螫，口舌糜烂，寅卯必见二鬼执盘餐以献，其脉两关弦滑且大，定为痰饮之疴。投滚痰丸一服，微有所下；更以控涎丹下痰及积，身痛减半；更以参、术煎汤送控涎丹，复下数行而愈。（《张氏医通·卷四·诸气门下》）

肺痿案

喻嘉言治施眉苍，肺痿喘嗽吐清痰，肢体痿软，不能举动，脉来虚数，以蛤蚧二十枚，酒浸酥炙，人参、黑参各十两，蜜丸，时噙化，不终剂而痊。（《张氏医通·卷四·诸气门下》）

咯血案

汪石山治一中年人，面色苍白，平素内外过劳，或为食伤，则咯硬痰而带血丝。因服寒凉清肺消痰药，至五十余剂，声渐不清，而至于哑，夜卧不寐，醒来口苦舌干，而常白苔，或时喉中梗痛，或胸膈痛，或嗳气，夜食难化，或手靠物，久则麻木，常畏寒，不怕热，前有癫疝，后有内痔，遇劳即发。初诊，左脉沉弱而缓，右脉浮软无力。续后三五日一诊，或时心肺二部浮虚，按不应指，或时脾脉轻按格指，重按不足，又时或数或缓，或浮或沉，或大或小，变动无常。夫脉无常，血气虚而随火用事也，譬之虚伪之人，朝更夕改，全无定准。以脉参证，其虚无疑。盖劳则气耗而伤肺，肺伤则声哑；又劳则伤脾，脾伤则食易积；前疝后痔，遇劳则发者，皆因劳耗其气，气虚下陷，不能升降故也。且脾喜温恶寒，而肺亦恶寒，故曰：形寒饮冷则伤肺。以既伤之脾肺，复伤于药之寒凉，则声安得不哑，舌安得不苔。苔者，仲景谓之胃中有寒，丹田有热也。夜不寐者，由于盗母气，心虚而神不安也。痰中血丝者，由脾伤不能固血也。胸痛嗳气者，气虚不能健运，食郁于中而嗳气，或滞于上则胸痛。遂以参、芪各四钱，麦冬、当归、贝母各一钱，远志、枣仁、丹皮、茯神各八分，菖蒲、甘草各五分，有食则加山楂、麦芽，随病出入，服年余而渐愈。此病属于燥热，故白术

尚不敢用，况他燥剂乎。(《张氏医通·卷五·诸血门》)

狂证案

妇科郑青山，因治病不顺，沉思辄夜，兼受他医讽言，心甚怀愤，天明病者霍然，愤喜交集，病家设酌酬之，而讽者已遁，愤无从泄，忽然大叫发狂，同道诸名家治之罔效。一日，目科王道来往候，索已服、未服等方视之，一并毁弃。曰：此神不守舍之虚证，岂豁痰理气清火药所能克效哉？遂令觅上好人参二两，一味煎汤服之顿安。三啜而病如失，更与归脾汤调理而康。(《张氏医通·卷六·诸风门》)

噎嗝案

喻嘉言治一妇，病膈二十余日，饮粒全不入口，尺脉已绝不至。询其二便，自病起至今，从未一通。一味痰沫上涌，恹恹待尽。诊得上部有脉，下部无脉，是吐则未必死也，但得天气下降，则地道自通。然妇人尺脉全无，莫可验其受孕，万一伤之，呼吸立断。用六君子加旋覆花，煎调赤石脂末，服下呕即稍定。三日后渐渐不呕，又三日后粥饮渐加，举家欣快。但病者全不大便，刻刻以通利为嘱。曰：脏气久结，食饮入胃不多，积之既久，自然通透，若以归、地润肠，恐滞膈而作呕；硝、黄通肠，恐伤胎而殒命。姑弗其请，坚持三五日，气下肠通，腹中之孕果渐形著，而病全瘳矣。

李士材治张孟端夫人，忧愤交乘，食下辄噎，胸中隐隐痛，阳脉滑而阴脉搏，痰血互凝之象，以二陈汤加归尾、桃仁、郁金、五灵脂，四剂未效。因思人参与五灵脂同用，善于浚血，即以前剂入人参三钱，倍用五灵脂，再剂血从大便而出，十剂噎止，弥月而愈。(《张氏医通·卷四·诸气门下》)

又治金元之之内患噎，胸腹奇痛，经阻，医认瘀血。察其脉细为气衰，沉为寒痼，况自下及上，处处皆痛，明非血矣。用参、芪、白术、木香、姜、桂，煎成，和醇酒进之。甫入口便快，服理中汤半月而痛止。(《张氏医通·卷四·诸呕逆门》)

脾虚水逆伤肺案

刘默生治汪去尘脾虚水逆伤肺，喘嗽不食，小水不通。脉虚不胜补泻，用茯苓五钱，泽泻、橘红各一钱五分，防风、肉桂、熟附各五分；二服水去，后加人参调理而安。(《张氏医通·卷三·诸气门上》)

腹胀满案

飞畴治谢元海，因夏月常饮火酒，致善食易饥。半月后，腹渐胀满，大便艰涩，而食亦日减，医用削克清火俱不效。左脉细数，右脉涩滞。此始为火助胃强而善食，继为火灼胃液而艰运，艰运则食滞而胀满，胀满则食减。今宜断食辛烈，乘元气未漓，祛其滞而回其液，日久则费调理也，因用枳实导滞汤去黄连、白术，加葛根。一服大便通利而滞行，又用健脾理气，三日后以小剂生脉加葳蕤、煨葛根，不半月而愈。(《张氏医通·卷三·诸气门上》)

泄泻案

滑伯仁治一人年老色苍，夏月与人争辩，冒雨劳役受饥，且犯房事，夜半忽病发热恶寒，上吐下泻，昏闷烦躁，头身俱痛，因自发汗，汗遂不止，脉皆洪数。盖吐泻内虚，汗多表虚，兼之脉不为汗衰泻减，法在不治，姑以大剂参、芪，兼白术、干姜、甘草、茯苓、陈皮，水煎不时服。至七剂见面赤，四肢发出红斑。凡斑证自吐泻者吉，谓邪从上下出也。但伤寒发斑，胃热所致；今之发斑，由胃虚而无根之火游行于外，可补不可泄，可温不可凉，若用化斑、升麻、黑参之类，则死生反掌矣，仍服前方十余剂而愈。(《张氏医通·卷七·大小腑门》)

痢疾案

汪石山治一妇，病痢半载余，服四物、香连愈剧，腹痛后重，咳嗽烦热，脉皆细弱而数，以补中益气去归，加茯苓、芍药为散，日用米饮调下，三次而安。

　　李士材治屯田孙侍御夫人，久痢不止，口干发热，饮食不进，犹服香、连等药，完谷不化，尚谓邪热不杀谷，欲进芩、连，数日不食，热甚危迫。诊之，脉大而数，按之极微，询之小便仍利，腹痛而喜手按。此火衰不能生土，内真寒而外假热也。小便利则无热可知，腹喜按则虚寒立辨，急进附子理中汤，待冷与服，一剂而痛止，连进二十余剂，兼进八味丸而康。（《张氏医通·卷七·大小腑门》）

大小便不通案

　　汪石山治一妇，因忧惧劳倦，小腹胀满，大小便秘结不通，医以硝、黄三下之，随用随秘，反增胸腹胃脘胀痛，自汗食少。汪诊之，脉皆濡细而数，曰：此劳倦忧惧伤脾也。盖脾失健运之职，故气滞不行，前药但利血而不能利气，遂用人参二钱，归身钱半，陈皮、枳壳、黄芩各七分，煎服而愈。（《张氏医通·卷七·大小腑门》）

疟疾案

　　丹溪治一少年，冬月患疟，自卯足寒，至酉方热，寅初乃休。因思必为接内感寒所致，用人参大补，加附子行经散寒以取汗，数日不得汗；以足跗道远，药力难及，再以苍术、川芎、桃枝煎汤，盛以高桶，扶坐浸足至膝，食顷，以前药饮之，汗出通身而愈。

　　李士材治陈眉公三日疟，浃岁未瘥。素畏药饵，尤不喜人参。其脉浮之则濡，沉之则弱，营卫俱衰，故延不已。因固请曰：素不服参者，天畀之丰也，今不可缺者，病魔之久也。先服人参钱许，口有津生，腹无烦满，遂以人参一两，何首乌一两煎成，入姜汁盅许。一剂势减七八，再剂而疟遂截。

　　飞畴治沈子嘉，平昔每至夏间，脐一着扇风则腹痛，且不时作泻，六脉但微数，无他异。此肾脏本寒，闭藏不密，易于招风也；下寒则虚火上僭，故脉数耳。曾与六味去泽泻，加肉桂、肉果、五味子、白蒺藜，作丸服，因是脐不畏风，脾胃亦实。明秋患疟，医用白虎、竹叶石膏等，疟寒甚而不甚热，面青足冷，六脉弦细而数，用八味地黄三倍桂、附作汤，更以四君合保元早暮间进，二日

疟止，调理而愈。(《张氏医通·卷三·寒热门》)

霍乱案

（罗谦甫）又治一蒙古，因食酒肉羶乳，得霍乱吐泻，从朝至午，精神愦乏，脉皆浮数无力。知所伤之物已出，即于墙阴掘地约二尺，贮新汲水，搅动一时澄定，用清者一杯，调参苓白术散，徐徐服之，吐泻遂止；翌日微烦渴，遂与钱氏白术散，时时服之而愈。(《张氏医通·卷二·诸伤门》)

吐血案

飞畴治苏天若乃郎宾旭，新婚后，于五月中暴吐血数升，昏夜邀视，汤药不及，命煎人参五钱，入童便与服。明晨诸医咸集，以为人参补截瘀血，难以轻用，议进生地、山栀、牛膝等味。予曰：六脉虚微而数，无瘀可知，血脱益气，先圣成法，若谓人参补瘀，独不思血得寒则凝，反无后患耶？今神魂莫主，转侧昏晕，非峻用人参，何以固其元气之脱乎？遂进参一两，二服顿安，次与四君、保元、六味等间服，后以乌骨鸡丸调理而痊。

喻嘉言治一人，素有失血病，晨起陡暴一口，倾血一盆，喉间气壅，神思飘荡，壮热如蒸，颈筋粗劲，诊其脉尺中甚乱。曰：此昨晚大犯房劳也。因出验血色，如太阳之红，再至寝所谓曰：少阴之脉系舌本，少阴者肾也，今肾家之血，汹涌而出，舌本已硬，无法可以救急，不得已用丸药一服，镇安元气，若得气转丹田，尚可缓图。因浓煎人参汤下黑锡丹三十粒，喉间有声，渐入少腹，顷之舌柔能言。但声不出，急用润下之剂以继前药，遂与阿胶一两溶化，分三次热服，半日服尽，身热渐退，颈筋渐消，进粥，与补肾药，多加秋石，服之遂愈。(《张氏医通·卷五·诸血门》)

不进饮食案

薛立斋治一妇年三十余，忽不进饮食，日饮清茶三五碗，少用水果，经三年矣，经水过期而少，此思虑伤脾，脾气郁结所致。用归脾肠加吴茱萸，不数剂而饮食如故。

（薛立斋）又治一妇，因肝脾郁滞，而不饮食二年。面部微黄浮肿，仍能步履，但肢体倦怠，肝脾二脉浮弦，按之微而结滞。用六君子加吴茱萸，下痰积甚多，饮食顿进，形体始瘦，卧床月余，仍以六君子加减调理而安。(《张氏医通·卷四·诸呕逆门》)

大便秘结案

周慎斋治一人，饮食如常，每遇子时即吐，大便秘。询其人必有苦虑忧思，脾气郁结，故幽门不通，宜扶脾开窍为主，用人参、白术以苍术拌炒、茯苓各一钱，炙甘草五分，附子煮乌药三分，水煎服愈。(《张氏医通·卷四·诸呕逆门》)

邪伏少阳案

飞畴治郑月山女，寡居二十载，五月间忽壮热多汗，烦渴，耳聋胁痛。月山为女科名宿，谓证属伤寒，委之他医，用柴、葛、桂枝等剂，其热弥甚，汗出不止，胸满昏沉，时时噫气，邀予诊之。右脉数大、左脉少神，舌苔微黑，此伏气自内少阳发出，故耳聋胁痛。法当用白虎清解，反行发表，升越其邪，是以热渴转甚；汗出多，故左脉无神；胃液耗，故昏沉胸满；其噫气者，平素多郁之故。今元气已虚，伏邪未解，与凉膈去硝、黄易天花粉、丹皮、竹叶；一服热减得睡，但汗不止，倦难转侧，或时欲呕，此虚也，以生脉加枣仁、茯神、白芍，扶元敛阴，兼进粥饮以扶胃气；渴止汗敛，而脉转虚微欲绝，此正气得补，而虚火潜息之真脉也，复与四君、归、地，调补而痊。(《张氏医通·卷二·诸伤门》)

抽搐案

罗谦甫治中山王知府子，年十三，六月中豪雨水泛，戏水湿衣，至精神昏愦，怠惰嗜卧，次日头痛身热，腿脚重。一医用和解发散，重衾覆之，致苦热不禁，遂发狂言，欲去其衾而不得，汗至四更，湿透其衾。明日循衣撮空，又以承气下之，语言不出，四肢不能收持，有时项强，手足瘛疭搐急而挛，目左视而白睛多，口唇肌肉蠕动。罗视之，具说前由。盖伤湿盛暑之时，过发其汗，更复误下，虚热生风发痉也。与保元汤加升、柴、芍药、五味、甘草，二日语声渐出，四肢柔和，饮食渐进而愈。(《张氏医通·卷二·诸伤门》)

淋证案

（薛立斋）又治一儒者，发热饮水不绝，每如厕，小便涩痛，大便牵痛，此精竭复耗所致，用补中益气送都气丸而安。(《张氏医通·卷七·大小腑门》)

遗精案

沈朗仲治王雨泉，壮年气弱，尿后精水淋漓不断，服六味丸。不应，易八味丸，反加涩痛，两尺脉数而气口虚大，此土虚不能堤水也。与补中益气加麦冬、五味，十剂而痊。(《张氏医通·卷七·大小腑门》)

水肿案

李士材治钱赏之遍体肿急，脐突背平，法在不治，举家坚请用药，以金匮肾气丸料大剂煎服，兼进理中汤。五日不效，乃以人参一两，生附三钱，牛膝、茯苓各五钱，小便忽通进食。计服人参四斤，附子、姜、桂各斤余而安。(《张氏医通·卷三·诸气门上》)

积聚案

喻嘉言治一人，少腹脐旁三块，坚硬如石，以手扪之痛不可忍，其脉止两尺洪盛，余俱微细。此由见块医块，不究其源而误治也。初起时块必不坚，以峻猛之药攻之，致真元内乱，转助邪为害，故进紧不散，其实全是空气聚成，非如女子月经，凝而不行，即成血块之比。观两尺脉洪盛，明是肾气传于膀胱，姑用补中药一剂，以通中下之气，后用大剂药，内收肾气，外散膀胱。先以理中汤加附子五分，块减十之三；再用桂、附大剂，腹中奔气响甚，三块一时顿没；更用补肾药加桂、附调理而愈。(《张氏医通·卷三·诸气门上》)

下血案

李士材治一人，患肠风下血，久用四物、芩、连、槐花之属，屡发不止，面色痿黄，诊其脉唯脾部浮而缓，此土虚而风湿交乘也。遂用苍术三钱，茯苓、人参、黄芪、升麻、柴胡、防风各一钱，四剂而血止；改用十全大补汤，调理而愈。(《张氏医通·卷五·诸血门》)

蓄血案

李士材治张鸣之，吐血两年，面色痿黄，潮热咳嗽，膈有微痛，脉数而沉且搏，其痛不可按，而甚于夜分，是坚血蓄积，非大下之不可。又以久病未敢峻攻，用郁金、降真、归、地、山甲、蓬术、人参，下血如漆者数次，而痛减；月余复痛，此病重而药轻也，乃以大黄、干漆、蓬术、郁金、山甲、肉桂、归尾、桃仁、䗪虫为丸，每日服参、芪之剂，午后服丸药钱许，十日，血积大下，数次而安。(《张氏医通·卷五·诸血门》)

中风案

赵以德治陈学士敬初，因醮事跪拜间就倒仆，汗注如雨。诊之脉大而空虚，年当五十，新娶少妇，今又从拜跪之劳役，故阳气暴散。急煎独参汤，连饮半日而汗止，神气稍定，手足俱疭，喑而无声。遂于独参汤中加竹沥，开上涌之痰，次早悲哭，一日不已。因以言慰之，遂笑，复笑五七日无已时。此哭笑为阴火动其精神魂魄之藏，相并故耳。正《内经》所谓五精相并者，心火并于肺则喜，肺火并于肝则悲是也。稍加连、柏之属泻其火，八日笑止手动，一月能步矣。

李士材治徽商汪华泉，忽然昏仆，遗尿撒手，汗出如珠，口不能言。法在不治，然大进参、附，或救万一。用人参三两，熟附五钱，浓煎灌之。至晚而汗减，再剂身体转动，更用参、附、白术加姜汁、竹沥，数日渐爽，调补半年而康。（《张氏医通·卷一·中风门》）

飞畴治郭代工，午日少食角黍，倦怠作泻，曾用消克不效。因围时跌仆，即昏迷不省，数日后邀予诊视。六脉虚微欲脱，右臂不能转动，声喑无闻。时有用大黄消克之剂者，予急止之。此脾肺虚惫，安能任此，今纵有合剂，恐胃气告匮，乌能行其药力？唯粥饮参汤，庶为合宜。所谓浆粥入胃，则虚者活。遂确遵予言以调之，泻止神宁，声音渐出而苏；能食后，亦唯独参汤调养，不药而愈。（《张氏医通·卷四·诸气门下》）

厥证案

汪石山治一人卒厥，暴死不知人。先前因微寒数发热，面色痿黄，六脉沉弦而细，知为中气久郁所致，与人参七气汤一服，药未熟而暴绝。汪令一人紧抱，以口接其气，徐以热姜汤灌之，禁止喧闹移动，移动则气绝不返矣。有顷果苏，温养半月而安。不特此证为然，凡中风、中气、中暑、中寒、暴厥，俱不得妄动以断其气。《内经》明言气复返则生，若不谙而扰乱其气，不得复返，致夭枉者多矣。（《张氏医通·卷三·寒热门》）

头痛案

程文彬治一妇患头风，虽盛暑必以帕蒙首，稍见风寒，痛不可忍，百药不效。盖因脑受风寒，气血两虚，气不能升，故药不效。令病人口含冷水仰卧，以姜汁灌入鼻中，痛立止，与补中益气加细辛、川芎、蔓荆、白芍，数服而愈。用姜汁滴鼻中，开久郁之风寒也；若寒湿郁痛，用独颗蒜汁滴之；火郁头痛，以白莱菔汁滴之。左患滴右鼻，右患滴左鼻良。

李士材治顾淡之，劳神之后，躁热甚，头角掣痛，时作时止，医禁其食而解表，四日议攻里。诊之脉不浮紧，安得表邪；又不沉

实，安得里邪？只手太阴大而无力，为神劳太过，乃虚烦类伤寒也，先饮糜粥，用大剂归脾汤而愈。（《张氏医通·卷五·诸血门》）

心痛案

李士材治张侗初，善怒善郁，且酬应繁剧，胸中痛甚，夜不成寐，医用菖蒲、枳、朴、木香、豆蔻，殊不知此证属虚，虚则浊阴不降，神气失守，故痛且窒也，遂以归脾汤，倍用人参、当归，不十剂而胸次快然安寝。（《张氏医通·卷五·诸痛门》）

腹痛案

汪石山治一老妇病腹痛，初从右手指冷起，渐上至头，如冷水浇灌，而腹大痛，痛则遍身大热，热退则痛止，或过食或不食皆痛，每年发一二次，近来二三日一发，远不过三五日，用四物、四君、二陈、七气，皆不应。汪诊之，脉皆微弱，似有似无，或二三至一止，或四五至一止，乃阳气大虚也，用独参五钱，入陈皮七分煎服，十数帖而愈。夫四肢者诸阳之本，头者诸阳之会。经曰：阳虚则恶寒。今指梢冷，逆上至头，则阳虚阴盛可知。阳虚不能健运而痛大作，痛作而复热者，物极则反也；及其阴阳气衰，两不相争，则热歇而痛亦息矣。故以独参汤补之，数年之病遂愈。（《张氏医通·卷五·诸痛门》）

肩背痛案

丹溪治一人，忽患肩胛缝有一线疼起，上循肩至胸前侧胁而止，昼夜不息，其脉弦而数，重按豁大，左大于右。夫胛小肠经也，胸胁胆经也，此因谋事不遂，思虑烦心，心不病而小肠之火乘胆所致，以人参四钱，木通二钱，煎汤，下龙荟丸，数服而愈。（《张氏医通·卷五·诸痛门》）

筋挛案

薛立斋治刘孟春有痰，两臂作麻，两目流泪，服祛风化痰药，痰愈甚，臂反痛不能伸，手指俱挛。薛曰：麻属气虚，因前药而复伤肝，火盛而筋挛耳；况风自火出，当补脾肺滋水则风自退、痰自清。遂用六味丸、补中益气汤，三月而愈。（《张氏医通·卷六·痿痹门》）

醉饱竭力伤肝案

江南仲治一人，冬月覆舟，尽力救货，忍饥行五十里，遇族人纵饮青楼，遂发热四肢如火，左胁一点疼痛，小便赤涩，五日不更衣。医作伤食治，不效。脉弦数无力，气口倍于人迎，此醉饱竭力伤肝所致。《内经》所谓数醉饱以入房，气聚于脾中不得散，酒气与谷气相薄，热盛于中，故热遍于身。内热故溺赤，酒气慓悍。肾气日衰，阳气胜，故手足为之热也。与四君子加神曲、枳壳、白芥子。二服热退，调理而愈。（《张氏医通·卷二·诸伤门》）

劳倦案

汪石山治一人，形长而瘦，色白而脆，年三十余，得奇疾，遍身淫淫如虫行，从左脚腿起，渐次而上至头，复下至右脚，自觉虫行有声之状，医多不识为何病。汪诊其脉，浮小而涩，按之不足，兼察形视色，知其为虚。仲景云：身如虫行，汗多亡阳也。遂用补中益气倍参、术，加酒炒黄柏五分，服至二十余剂而愈。（《张氏医通·卷二·诸伤门》）

忧思成疾案

李士材治夏彝仲太夫人，年届八十，因彝仲远仕闽中，忧思成疾，忽发热头疼。医以伤寒发散，禁食。一剂而汗如浴，喘促神昏。其脉大无力，即令进食，而投参、芪、白术、橘红、甘草、煨姜；一剂而喘汗差减，倍用参、术至一两；证愈七八，惟食未强，此火衰不能生土，加熟附、干姜，服二月而痊。（《张氏医通·卷二·诸伤门》）

两足酸软案

李士材治兵尊高玄圃，患两足酸软，神气不足，向服安神壮骨之药不效，改服滋肾牛膝、薏苡、二妙散之属；又不效，纯用血药，脾胃不实。诊之，脉皆冲和，按之亦不甚虚，惟脾部重取之，涩而无力。此土虚下陷，不能制水，则湿气坠于下焦，故膝胫为患耳。进补中益气倍用升、柴，数日即愈。夫脾虚下陷之证，若误用牛膝等下行之剂，则愈陷，此前药之所以无功也。（《张氏医通·卷六·痿痹门》）

耳脓案

（薛立斋）又治一妇因怒发，每经行，两耳出脓，两太阳作痛，以手按之痛稍止，怒则胸胁乳房胀痛，或寒热往来，小便频数，或小腹胀闷，皆属肝火血虚。加味逍遥散十剂，诸证悉退，以补中益气加五味而痊。（《张氏医通·卷八·七窍门下》）

二、妇科医案

月经不调案

薛立斋治一妇，腹内一块不时上攻，或痛作声，吞酸痞闷，月经不调，小便不利，面色青黄相兼，已二年余。此肝脾气滞。以六君子加芎、归、柴胡、炒川连、木香、吴茱萸二剂，次与归脾汤下芦荟丸；月余，肝脾和而诸证退，又与补中益气加茯苓、丹皮，中气健而经自调。

（薛立斋）又治一中年妇，素性急，先因饮食难化，月经不调，服理气化痰药，反肚膨胀，大便泄泻；又加乌药、蓬术，肚腹愈胀，小便不利；加猪苓、泽泻，痰喘气急，手足厥冷，头面肢体肿胀，指按沉而屈，脉沉细，右寸为甚。此脾肺之气虚寒，不能通调水道，下输膀胱，渗泄之令不行，生化之气不运。东垣所云：水饮留积，若土之在雨中，则为泥矣，得和风暖日，水湿去而阳化，自然万物生长。喜其证脉相应，遂与加减肾气丸，小便即通；数剂肿

满消半，四肢渐温，自能转侧，又与六君子加木香、肉桂、炮姜而愈。(《张氏医通·卷十·妇人门上》)

崩漏案

薛立斋治一妇，久患血崩，肢体消瘦，饮食到口，但闻腥臊，口出津液，强食少许，腹中作胀。此血枯之证。用八珍汤，四乌鲗骨一藘茹丸兼服，两月经行而愈。

汪石山治一妇，年逾四十，形色苍紫，忽病血崩，医者或用凉血，或用止涩，俱罔效。诊之六脉皆沉涩而缓，按之无力，乃胃病非血病也。当用甘温之剂健脾理胃，使胃气上腾，血循经络，则无复崩矣。遂用补中益气多加参、芪，兼服参苓白术散而愈。(《张氏医通·卷十·妇人门上》)

子宫不收案

薛立斋治一妇，子宫胀大，二日方入，损落一片如猪肝，已而面黄体倦，饮食无味，内热晡热，自汗盗汗，用十全大补二十余剂而愈，仍复生育。(《张氏医通·卷十·妇人门上》)

产后心痛案

飞畴治陈子厚媳，八月间因产不顺，去血过多，产后恶露稀少，服益母草汤不行，身热汗出，产科用发散行血更剧。自用焦糖酒一碗，遂周身络脉捶楚难堪，恶露大下，昏沉戴眼，汗出如浴，但言心痛不可名状。此血去过多，心失其养，故痛。肝主筋，为藏血之地，肝失其荣，故络脉捶楚不堪。且汗为产后之大禁，若非急用人参，恐难保其朝夕也。用四君合保元，加白芍、五味，一剂汗止。因其语言如祟，疑为瘀血未尽，更欲通利。予曰：声怯无神，此属郑声，且腹不疼痛，瘀何从有？此神气散乱不收之故。前方加入枣仁、龙齿，诸证渐平。后服独参汤，至弥月而安。(《张氏医通·卷九·杂门》)